中医历代名家学术研究丛书

主编 潘桂娟

王好古

乔文彪 苏婷 编著

Academic Research Series of Famous
Doctors of Traditional Chinese
Medicine through the Ages

"十三五"国家重点图书出版规划项目

U0307574

中国中医药出版社

·北 京·

图书在版编目（CIP）数据

中医历代名家学术研究丛书. 王好古 / 潘桂娟主编；乔文彪，苏婷编著. —北京：中国中医药出版社，2017.9

ISBN 978-7-5132-1751-4

Ⅰ. ①中⋯　Ⅱ. ①潘⋯ ②乔⋯ ③苏⋯　Ⅲ. ①伤寒（中医）– 临床医学 – 经验 – 中国 – 现代②中国医药学 – 临床医学 – 经验 – 中国 – 元代　Ⅳ. ①R249.1 ② R254.1

中国版本图书馆 CIP 数据核字（2013）第 291778 号

中国中医药出版社出版

北京市朝阳区北三环东路 28 号易亨大厦 16 层

邮政编码　100013

传真　010 64405750

河北新华第二印刷有限责任公司印刷

各地新华书店经销

开本 880×1230　1/32　印张 5.5　字数 141 千字

2017 年 9 月第 1 版　2017 年 9 月第 1 次印刷

书号　ISBN 978 – 7 – 5132 – 1751 –4

定价　42.00 元

网址　www.cptcm.com

社 长 热 线　010-64405720

购 书 热 线　010-89535836

侵 权 打 假　010-64405753

微信服务号　**zgzyycbs**

微商城网址　**https://kdt.im/LIdUGr**

官 方 微 博　**http://e.weibo.com/cptcm**

天猫旗舰店网址　**https://zgzyycbs.tmall.com**

项目来源及国家重点图书出版计划

2005 年度国家"973"计划课题"中医理论体系框架结构与内涵研究"（编号：2005CB532503）

2009 年度科技部基础性工作专项重点项目"中医药古籍与方志的文献整理"（编号：2009FY120300）子课题"古代医家学术思想与诊疗经验研究"

2013 年度国家"973"计划项目"中医理论体系框架结构研究"（编号：2013CB532000）

国家中医药管理局重点研究室"中医理论体系结构与内涵研究室"建设规划

"十三五"国家重点图书、音像、电子出版物出版规划（医药卫生）

前言

中医理论肇始于《黄帝内经》《难经》，本草学探源于《神农本草经》，辨证论治及方剂学发轫于《伤寒杂病论》。在此基础上，历代医家结合自身的思考与实践，提出独具特色的真知灼见，不断革故鼎新，充实完善，使得中医药学具有系统的知识体系结构、丰富的原创理论内涵、显著的临床诊治疗效、深邃的中国哲学背景和特有的话语表达方式。历代医家本身就是"活"的学术载体，他们刻意研精，探微索隐，华叶递荣，日新其用。因此，中医药学发展的历史进程，始终呈现出一派继承不泥古、发扬不离宗的繁荣景象。

中国中医科学院中医基础理论研究所，自 2008 年起相继依托 2005 年度国家"973"计划课题"中医学理论体系框架结构与内涵研究"、2009 年度科技部基础性工作专项重点项目"中医药古籍与方志的文献整理"子课题"古代医家学术思想与诊疗经验研究"、2013 年度国家"973"计划项目"中医理论体系框架结构研究"，以及国家中医药管理局重点研究室"中医理论体系结构与内涵研究室"建设规划，联合北京中医药大学等 16 所高等院校及科研和医疗机构的专家、学者，选取历代具有代表性或学术特色突出的医家，系统地阐释与解析其代表性学术思想和诊疗经验，旨在发掘与传承、丰富与完善中医理论体系，为提升中医师理论水平和临床实践能力和水平提供参考和借鉴。本套丛书即是此系列研究阶段性成果总结而成。

综观历史，凡能称之为"大医"者，大都博览群书，学问淹博赅洽，集百家之言，成一家之长。因此，我们以每位医家独立成书，尽可能尊重原著，进行总结、提炼和阐发。此外，本丛书的另一个特点是，将医家特色学术观点与临床实践相印证，尽可能选择一些典型医案，用以说明理论的实践价值，便于临床施用。本丛书现已列入《"十三五"国家重点图书、音像、电子出版物出版规划》中的"医药卫生"重点图书出版计划，并将于"十三五"期间完成此项出版计划，拟收载历代102名中医名家，总字数约1600万。

丛书各分册作者，有中医基础学科和临床学科的资深专家、国家及行业重点学科带头人，也有中青年教师、科研人员和临床医师中的学术骨干，分别来自全国高等中医院校、科研机构和临床单位。从学科分布来看，涉及中医基础理论、中医各家学说、中医医史文献、中医经典及中医临床基础、中医临床各学科。全体作者以对中医药事业的拳拳之心，共同努力和无私奉献，历经数年成就了这份艰巨的工作，以实际行动切实履行了传承、运用、发展中医药学术的重大使命。

在完成上述科研项目及丛书撰写、统稿与审订的过程中，研究团队暨编委会和审订委员会全体成员，精益求精之心始终如一。在上述科研项目负责人、丛书总主编、中国中医科学院中医基础理论研究所潘桂娟研究员主持下，由常务副主编张宇鹏副研究员、陈曦副研究员及各分题负责人——翟双庆教授、刘桂荣教授、郑洪新教授、邢玉瑞教授、钱会南教授、马淑然教授、文颖娟教授、陆翔教授、杨卫彬研究员、崔为教授、柳亚平副教授、江泳副教授、王静波博士等，以及医史文献专家张效霞副教授，分别承担或参与了团队的组织和协调，课题任务书和丛书编写体例的起草、修订和具体组织实施，各单位课题研究任务的落实和分册文稿编写和审订等工作。编委会还多次组织工作会议和继续教育项目培训，组织审订委员会专家复审和修订；最终由总主编逐册复审、修订、统稿并组织作者再次修订各分册文稿。自2015年6月开始，编委会将丛书各分册文稿陆续提交中国中医药出版社，拟于2019年12月之前按计划完成本套丛书的出版。

2016年3月，国家中医药管理局颁布了《关于加强中医理论传承创新的若干意见》，指出"加强对传承脉络清晰、理论特色鲜明的古代医家的学术思想研究，深入研究中医对生命、健康与疾病认知理论，系统总结中医养生保健、防病治病理论精华，提升中医理论指导临床实践和产品研发的能力，切实传承中医生命观、健康观、疾病观和预防治疗观"。上述项目研究及丛书的编写，是研究团队对国家层面"加强中医理论传承与创新"号召的积极响应，体现了当代中医学人敢于担当的勇气和矢志不渝的追求！通过此项全国协作的系统工程，凝聚了中医医史、文献、理论、临床研究的专门人才，培育了一支专业化的学术队伍。

在此衷心感谢中国中医科学院及其所属中医基础理论

研究所、中医药信息研究所、研究生院，以及北京中医药大学、陕西中医药大学、山东中医药大学、云南中医学院、安徽中医药大学、辽宁中医药大学、浙江中医药大学、成都中医药大学、湖南中医药大学、长春中医药大学、黑龙江中医药大学、南京中医药大学、河北中医学院、贵阳中医药大学、中日友好医院等16家科研、教学、医疗单位，对此项工作的大力支持！衷心感谢中国中医药出版社有关领导及华中健编审、伊丽萦博士及全体编校人员对丛书编写及出版的大力支持！

本丛书即将付梓之际，百余名作者感慨万千！希望广大读者透过本丛书，能够概要纵览中医药学术发展之历史脉络，撷取中医理论之精华，传承千载临床之经验，为中医药学术的振兴和人类卫生保健事业做出应有的贡献！

由于种种原因，书中难免有疏漏之处，敬请读者不吝批评指正，以促进本丛书不断修订和完善，共同推进中医药学术的继承与发扬！

《中医历代名家学术研究丛书》编委会

2016 年 9 月

凡例

一、本套丛书选取的医家，均为历代具有代表性或特色学术思想与临床经验的名家，包括汉代至晋唐医家 6 名、宋金元医家 18 名、明代医家 25 名、清代医家 46 名、民国医家 7 名，总计 102 名。每位医家独立成册，旨在对医家学术思想与诊疗经验等内容进行较为详尽的总结阐发，并进行精要论述。

二、丛书的编写，本着历史、文献、理论研究有机结合的原则，全面解读、系统梳理和深入研究医家原著，适当参考古今有关该医家的各类文献资料，对医家学术思想和诊疗经验，加以发掘、梳理、提炼、升华、概括，将其中具有理论意义、实践价值的独特内容阐发出来。

三、丛书在总体框架上，要求结构合理、层次清晰；在内容阐述上，要求概念正确、表述规范，持论公允、论证充分，观点明确、言之有据；在分册体量上，鉴于每个医家的具体情况不同，总体要求控制在 10 万～20 万字。

四、丛书每一分册的正文结构，分为"生平概述""著作简介""学术思想""临证经验"与"后世影响"五个独立的内容范畴。各分册将拟论述的内容按照逻辑与次序，分门别类地纳入以上五个内容范畴之中。

五、"生平概述"部分，主要包括医家姓名字号、生卒年代、籍贯等基本信息，时代背景、从医经历以及相关问题的考辨等。

六、"著作简介"部分，逐一介绍医家的著作名称（包括现存、已经亡佚又经后人辑复的著作）、卷数、成书年代、主要内容、学术价值等。

七、"学术思想"部分，分为"学术渊源"与"学术特色"两部分进行论述。前者重在阐述医家之家传、师承、私淑（中医经典或前代医家思想对其影响）关系，重点发掘医家学术思想的历史传承与学术渊源；后者主要从独特的学术见解、学术成就、学术特点等方面，总结医家的主要学术思想特色。

八、"临证经验"部分，重点考察和论述医家学术著作中的医案、医论、医话，并有选择地收集历代杂文笔记、地方志等材料，从中提炼整理医家临床诊疗的思路与特色，发掘、总结其独到的诊治方法。此外，还根据医家不同情况，以适当方式选录部分反映医家学术思想与临证特色的医案。

九、"后世影响"部分，主要包括"学术影响与历代评价""学派传承（学术传承）""后世发挥"和"国外流传"等内容。其中，对医家的总体评价，重视和体现学术界共识和主流观点，在此基础上，有理有据地阐明新见解。

十、附以"参考文献"，标示引用著作名称及版本。同时，分册编写过程中涉及的期刊与学位论文，以及未经引用但能体现一定研究水准的期刊与学位论文也一并列出，以充分体现对该医家研究的整体状况。

十一、附以丛书全部医家名录，依照年代时间先后排列，以便查检。

十二、丛书正文标点符号使用，依据《中华人民共和国国家标准标点符号用法》（GB/T 15834-2011）。医家原书中出现的俗字、异体字等一律改为简化正体字，个别不能对应简化字的繁体字酌予保留。

《中医历代名家学术研究丛书》编委会

2016 年 9 月

内容提要

　　王好古，字进之，号汝庄，晚号海藏老人；生于金承安五年（1200），约卒于元至元元年（1264）；元中书省赵州（今河北赵县）人，元代著名医家，易水学派的代表人物之一。代表著作有《阴证略例》《医垒元戎》《汤液本草》《此事难知》和《海藏癍论萃英》等。王好古精通《黄帝内经》，深研《伤寒论》，师承张元素、李杲之学，对易水学派的本草学理论进行了系统总结并有所拓展；在研习张仲景学说的同时，紧密结合个人丰富的临床实践经验，提出了阴证学说、六经内外一统论，为《伤寒论》学术的发展开了两大门径，对后世产生了深远的影响。本书主要内容包括：王好古的生平概述、著作简介、学术思想、临证经验、后世影响等。

编写说明

王好古，字进之，号汝庄，晚号海藏老人；生于金承安五年（1200），约卒于元至元元年（1264）；元中书省赵州(今河北赵县)人，元代著名医家，易水学派的代表人物之一。王好古学验俱丰，著述较多。据《全国中医图书联合目录》记载，其现存著作有《阴证略例》《医垒元戎》《汤液本草》《此事难知》和《海藏癍论萃英》等5种，前4种是其代表作。此外，尚有《仲景详辨》《伤寒辨惑论》《标本论》《十二经药图解》《活人节要歌括》等10余部，已经散佚。

新中国成立后，曾对王好古的著述和学术特点进行过一些整理研究，重新出版了王好古的部分专著，发表了一些介绍王好古生平、研讨学术思想和诊疗经验的论文。经笔者通过中国知网（CNKI）检索，总计有期刊论文62篇，学位论文6篇。到目前为止，有相关研究著作1部。综观上述文献，整理和研究的广度和深度尚嫌不足，更缺乏一部对其医学思想进行深入挖掘的专书。有鉴于此，我们对其学术思想进行了系统整理和深入挖掘。希望通过本书的出版，能为读者了解王好古的成长经历及学术思想的形成，提供有益的参考；对临床医生的实践自修，开阔视野，应变于临床，进而丰富治疗手段有一定的借鉴作用；对于喜好中医文化的读者，丰富和强化中医学知识亦不无裨益。

本次整理研究，以王好古所著《阴证略例》《医垒元戎》《汤液本草》《此事难知》和《海藏癍论萃英》的深入研读和全面梳理为基础。选用的版本是《阴证略例》（江苏科学技术出版社，1985 年)、《此事难知》(江苏科学技术出版社，1985)、《汤液本草》(人民卫生出版社，1987 年)。此外，参考了《王好古医学全书》(中国中医药出版社，2004 年)。《阴证略例》的相关内容还参考了《济生拔萃》与《十万卷楼丛书》本的部分内容。同时，还就现代有关王好古学术思想研究的概况予以全面回顾，汲取了当代相关研究中的最新进展。

在此，对所引用文献的作者及支持本项研究的各位同仁，表示衷心的感谢!

陕西中医药大学　乔文彪

2015 年 6 月

目录

王好古

生平概述

王好古，字进之，号汝庄，晚号海藏老人；生于金承安五年（1200），约卒于元至元元年（1264）；元中书省赵州（今河北赵县）人，元代著名医家，易水学派的代表人物之一。代表著作有《阴证略例》《医垒元戎》《汤液本草》《此事难知》和《海藏癜论萃英》等。王好古精通《黄帝内经》，深研《伤寒论》，师承张元素、李杲之学，对易水学派的药学理论进行了系统总结并有所拓展；在研习张仲景学说的同时，紧密结合个人丰富的临床实践经验，提出了阴证学说、六经内外一统论，为《伤寒论》学术的发展开了两大门径，对后世产生了深远的影响。

一、时代背景

《四库全书总目·子部医家类》以"儒之门户分于宋，医之门户分于金元"，高度概括儒学与医学各自学派分立的时间。金元时期社会动荡，人民经历着长期的战乱，生活极其痛苦，各种因素造成疫病广泛流行，对医学提出了更高的要求。在当时的历史条件下，不少医家提出，原有的医学理论和临床经验，已不能满足现实的需求。所以，许多医家对于医学理论问题注重独立思考，将发挥经典的中医理论与阐发本人的学术见解融为一体，改前代转抄摘录医方为自创一家新方，出现了一些非常杰出的医家，如刘完素、张元素、张从正、李杲、王好古、朱震亨等。他们在各自的医疗实践中，对医学理论进行新的思考与探索，阐发了各自不同的认识，创立了各具特色的理论，形成了不同的医学流派。此风一直延续至明代之后，开拓了中医学理论发展的新局面。这种局面的形成，与当时的社会文化背景是分不开的。

（一）社会文化背景

1.两宋理学思想的影响

在两宋 300 多年历史中，起主导作用的哲学思想是理学。两宋的理学，是佛教哲学和道家思想渗透到儒家哲学以后出现的一个新儒家学派，又称道学或性理之学。其学派内部又可一分为二，一是以周敦颐、程颢、程颐及朱熹等为代表的客观唯心主义理学，二是以陆九渊为代表的主观唯心主义理学。周敦颐可谓是宋代最早的一位理学家。他认为天理是自然界与社会的最高原则，理与性是一切事物的基础，而性或理又是先于物质而存在的；在理与气的关系上，理在气先，气由理生。朱熹是南宋最著名的理学家，其认识论简而言之为"格物致知"。所谓"格物"，是通过观察事物以穷天下万物之理；"致知"，是使内心之知显现出来，为自己所领悟。"格物致知"，亦即只有努力穷尽万物之理，或读书以明理，才能达到认识的极限而豁然彻悟。主观唯心主义理学的代表是陆九渊，他反对朱熹"格物致知"的理论，主张"致知格物"，即应该在内省与反求诸己方面多下功夫，用自己的心智去感悟万物之理。但是，陆九渊理学的影响，显然比朱熹理学的影响要小得多。以北宋王安石为代表的新学，提出的最高范畴是"道"，认为自然所生，不假人力的万物才是道之本。他提出元气的概念，认为正是由元气分化为阴阳，具体又分化为水、火、木、金、土五行，再由五行在天地之间运动变化不已而生成万物。他还强调，一切事物都是运动变化的。在认识论方面，认为人有视听思维能力是自然的本能，但这种能力的强弱却取决于后天的学习与锻炼。他强调通过感觉与思维，一切事物都是可以认识的。

理学的发展，对中医病因学说、病机学说、药性药效学说、治疗学说、养生学说等的演变与发展，都有着重要的影响。宋、金、元时期运气学说的盛行，将运气学说与药学理论结合，进而形成药类法象理论，都与宋代理学的影响有关。尤其新学家们的朴素唯物主义思想及大胆的革新精神，对金元医家学术争鸣局面的形成具有很重要的意义。他们敢于对旧有文化持一定分析的态度，敢于怀疑当时的学术权威，敢于提出自己的新观点、新见解，敢于与流行的学术观点展开针锋相对的争辩，这一切都直接影响到医学界。正是由于意识形态领域学术思想活跃的创新精神，赋予金元时代的医家一种全新的认识角度和思维方法，使之能够突破常规，在医学理论的发展无法解决实际应用的矛盾时，创立了适应社会需要的新的辨证论治理论，出现了不少新的学术见解，并由于师徒传承逐渐形成不同的学派。在辨证论治的理论与实际临床治疗方面都取得了重大进展，涌现出许多著名医家，带来了金元医学的繁荣。

　　另一方面，宋以后，由于仕途不利的儒士进入医学队伍，为医学的发展输入了知识广博的优秀人才，他们的道德修养、知识结构、思维方式等都有别于大多数墨守成规的家传者，这无疑为医学的发展提供了条件。正如元代名士傅若金之《赠儒医严存性序》中道："儒者通六籍之义，明万物之故，其于百家之言，弗事则已，事之必探其本始，索其蕴，极其变故，勿异夫庸众弗止焉。"（《钦定四库全书·傅与砺诗文集》）正因儒医具有这种"探其本始，索其蕴，极其变故"的修养，才可能使医学有较大的飞跃，使医学科学与医技严格分流。金元成就较大的医家，无一不具备精深的儒学修养。如张元素"八岁试童子举，二十七试义进士"（《金史·本传》）；李杲则"受《论语》《孟子》于王内翰从之，受《春秋》于冯内翰叔献"（《医史·卷五》）；朱震亨"受资爽朗，读书即了大义"（《丹溪心法·附录》），后又从许廉致力于理学，而《元史》亦将其列入儒家学传下，言其为"清修苦节绝类古笃行之士"。由于不少医家以儒医自居，形成了医学步儒学后尘的风气。不仅是儒学家的思维方法与研究方法影响着医学家，儒学的发展模式也影响着医学的发展。因此，宋代儒学学派的形成，以及在各学派内部又形成观点不同的分枝，这种现象对于金元时期医学流派的形成，有着直接的影响。

2. 当时社会意识形态的影响

整个金元时期处于变迁、动荡这样一种特定的社会环境，各种不安定的因素时刻威胁着朝廷的统治。因此，统治者的主要精力，必须投放在谋求霸业或维持帝位方面，在精神统治方面反倒显得无暇顾及。再则，金元都是由原先文化比较落后的少数民族当政，统治者为了图生存、图富强，在实行民族压迫的同时，也不得不采取一系列政治、经济、文化方面的政策与措施。如金世宗、元世祖都曾提出推贤荐能，鼓励创新，以此来笼络与利用汉族的知识分子。在这样的情况下，无论是女真族、蒙古族还是汉族，原有的旧文化都会或多或少受到冲击，形成较为活跃的文化气氛，这种环境有利于思想和文化的创新。

另一方面，宋朝盛行的运气学说流传到金代，在医学界已是极其流行，医家们吸收其中运气古今有异，故疾病发生种类、性质也有不同的观点，放弃旧有常规，根据实际情况来思考医学问题，他们充分运用五运六气理论有关内容，对病机、治疗等问题进行深入阐发，从而为医学研究引入一种新的思维视角。如刘完素甚至认为，五运六气对于医学而言，如同五运八卦之于易教、三纲五常之于儒教同样的重要；同时他大胆借用五运六气理论，分析疾病证候，阐发脏腑病机。张元素提出："运气不齐，古今异轨，古方新病，不相能也。"（《金史·卷一百三十一列传第六十九》）他主张对证而权变古方或创用新方，指出"前人方法，即当时对证之药也。后人用之，当体指下脉气，从而加减，否则不效"（《医学启源·卷下·治法刚要》）；"后人之用古方者，触类而长之，则知其本，而不致差误矣"（《医学启源·卷下·用药用方辨》）。他把运气升降、阴阳等理论与脏腑辨证、药物气味、厚薄特性相结合，建立了一整套药物应用理论。其弟子李杲、王好古深得张元素遗旨，致力于遣药制方理论的实践应用，创制了大量新方，从而实现了运气理论由抽象论述到临床具体疾病治疗的转化。

在这种社会意识形态的影响下，金元医家善于继承，也敢于创新。自刘完素的开拓性研究始，后来很多医家与前代名医多有师承或私淑关系，在学习态度方面，他们也都强调学有渊源，必须用心深入研究中医学的古典医籍原著，对《黄帝内经》或《伤寒论》等著作都钻研得十分透彻。但是，他们在继承中医学经典理论与老师学术观点的同时，却极少受传统理论或老师学术思想的限制。如张子和私淑刘完素注重寒凉攻邪的理论，但于汗、吐、下三法的应用及邪正关系有新的发展；李杲、王好古遵循张元素顾护元气、讲究药性的思想，又各自在脾胃病和阴证辨治等方面有突出创见；朱震亨更是博采众长，又另辟新径，在"火"与"阴阳"理论上提出独到而影响深远的见解。这种既有继承又有创新的学风，成为整个金元时期医学研究的突出特色，是金元医学出现创新不断，争鸣激烈的重要原因。

总之，上述因素所形成的宽松、自由、活跃的社会意识形态环境，为医家各抒己见、相互争鸣提供了良好的学术氛围，成为金元医家成长的良好土壤，使金元医学的争鸣，能经历200余年的持续发展，兴盛不衰。

（二）前人医学理论的影响

范行准先生认为，《四库全书总目·子部医家类》中关于"医之门户分于金元"之论，只说明这一表象，没有触及医学流派形成的本质问题，因为金元时期学派的涌现，并不是骤然而至的，有其历史的原因，所谓"冰冻三尺，非一日之寒"，这是很有见地的。

追溯金元以前的医学历史，各种不同的医学理论与治疗方法确有着相当的历史积累。如关于伤寒病的治疗，自汉·张仲景提出伤寒初起治以辛温解表的麻黄汤、桂枝汤之后，医家们已有用温、清、汗、下各种不同方法的创见，如晋·葛洪在麻黄汤中加清凉药石膏，在桂枝汤中加清凉药黄芩；宋·庞安时主张使用麻黄汤、桂枝汤应因时、因地制宜，江淮地区唯冬春可用，春末至夏至间应加入黄芩，夏至之后又当加知母、大青叶、石膏等大寒之药。又如，同为治疗服用五石散中毒之解散方，曹歙提出宜温，皇甫谧则提出宜寒。北宋末年有时谚"藏用担头三斗火，陈承箧里一盘冰"，说的是蜀医石藏用好施温药，而杭医陈承喜用凉药。当然，此时的学派分歧，只限于用药习惯上，并未上升到理论争鸣的层面，但是对于金元医学流派的理论争鸣，无疑是起了长期铺垫的作用。

在对于古典医学如何继承的问题上，在金代名医提出"古方新病，不相能也"之前，就有过一些十分类似的论述。如宋末的张锐在《鸡峰普济方》中就注意到了"近世医者，用药治病，多出新意，不用古方"的现象；许叔微论述其继承张仲景学说的态度时说："读仲景书，用仲景法，未尝守仲景之方。"说明早在金元医学流派出现之前，医家们已经意识到对于前人医学理论的继承应用，必须与当时的临床实际相结合，可继承发展，不可拘泥。但是，在金元之前较少有医家进行这一方面的理论阐述，大多只是在处方用药方面作一些调整。所以，真正的医学流派争鸣，应该是在刘完素、张元素、张子和等金代医家，提出各种不同的医学辨证论治理论之后。

金代医家所处的时代，是南宋与金南北对峙、战事频仍的割据时期，由于契丹、女真、蒙古等民族在北方的兴衰交替，连年用兵，至偏安于临安的南宋王朝最终被蒙古所灭，征战几无休时，社会生产遭受极大的破坏，民不聊生，疫病不断蔓延流行。此期所处的 12 世纪，史书中的疫病流行记载频次，从 11 世纪的 11 次猛增至 33 次，13 世纪的疫病仍保持在较高的流行频次，而且发生的往往都是死亡率极高的恶性传染病。如开封城作为宋都与金都，在战乱中都曾因被围困而导致城中疫病流行，死亡人数之多，历史的记载是触目惊心的。如"建炎元年（1127），金人围汴京，城中疫死者几半"（《宋史·卷六十四》）；贞佑元年（1213）九月"大元兵围汴，加以大疫，汴城之民死者百余万"（《金史·卷六十四》）。这种情况，医家需承担更为繁重的救死扶伤的任务。然而，更为严重的是，这些致死率极高的传染病在当时来说，却是"新病"，即当时医家既未见过，古代医书也不见记载。医家们试以当时流行的张仲景《伤寒论》《金匮要略》、朱肱《类证活人书》及《太平惠民和剂局方》（简称《局方》）等书中的医方，都难以取效。当时的医学发展状况，显然跟不上临床的需求。

此外，还有一个极为不利的因素是医学内部的问题。晋代以来，方剂积累明显增加，辨证论治及遣药制方的理论却发展不足；对《伤寒论》的研究比较广泛、灵活，但杂病及其他外感病诊治却比较僵化；临证经验更加丰富，但辨证与用药间还缺乏有机的联系。另一方面，由于印刷术之进步，宋政府所颁行的《局方》等方书在国内医学界产生了广泛的影响；特别是《局方》颁行之后，在医学界和非医学界逐渐形成了按证索方、不求病因病机的不良风气；医家们多忽视医学理论研究，更使疾病防治水平日益下降。加之《局方》盛行以来，喜温好补，临证处方十分机械，使得医学发展主要表现在医方量的增加，很少有质的突破，更难以适应社会实际需要。

针对这种矛盾十分突出的情况，金元医家本着"改正世俗谬说"之旨，开始批评这种错误倾向，反对拘泥于《局方》的风气，重视理论研究，主张临床治疗必须分析研究疾病的具体病因、病机，因此，在当时医学界出现了空前活跃的学术争鸣，并因师承、私淑和医学著作的广泛流传，而逐渐形成了学派与学派争鸣。他们突破前人的认识范畴，创立了一个又一个具有独特风格的医学理论学说，使之在病因、病机、辨证、用药及具体外感、内伤病方面，都取得了明显进展。这种学术的创新及学派之间的争鸣论辩，促进了中医学学术的发展，丰富了中医学理论宝库，从而也提高了疾病防治能力。

关于金元医学流派，明初史学家王炜提出，金代对医学中兴起决定作用的是中原四家，即张元素、刘完素、张从正、李杲。而元末明初的史学家宋濂，则提出了金元名医当首推刘完素、张从正、李杲、朱震亨四家，后世医学家大多附和宋濂之说，称其为"金元四大家"。实际上，考查金元医家的学术见解及师承关系，主要有两大不同的学术流派——河间学派与易水学派。河间学派的创始人是刘完素，因其为河北河间人，故因此而有河间学派之称；易水学派的创始人是张元素，因其为河北易州人，故有易水学派之称。张从正私淑刘完素之学，李杲是张元素的学生，朱震亨则先受业于刘完素的再传弟子罗知悌，又旁通李杲之学。他们的用药习惯大致是河间学派主攻邪，易水学派主培补。如近代费伯雄所言："所谓四大家者，乃刘河间、张子和、李杲、朱丹溪也。就四家而论，刘、张两家，善攻善散，即邪去则正安之义……李、朱两家，一补阳，一补阴，即正盛则邪退之义。"（《医醇賸义·四家异同》）

在讨论金元医家学术成就及其形成原因时，应该注意这样一个问题：金元医家生活、实践在同一时期，并且几乎在同一地区，尤其是刘完素与张元素都生活在12世纪，都是河北人，治疗大体上是相同的病，理论依据又大多出自《黄帝内经》、张仲景之书。然而，他们对疾病的看法与采取的治疗方法却明显不同。那么这种不同见解是如何形成的？元代名医葛应雷，曾以时之盛衰来论述这一问题，"为医当视时之盛衰。刘守真、张子和辈，值金人强盛，民悍气刚，故多用宣泄之法；及其衰也，兵革之余，饥馑相仍，民劳志苦，故张元素、李杲辈，多加补益之功；至若宋之季年，医者大抵务守护元气而不识攻伐之机"(《续医说·原医·视时盛衰》)。当然，医家学术思想的形成，与他所处的时代与社会环境有着极大的关系。比如，在李杲生活的年代，正值金、元交战，他屡经战乱，尤其是目睹1232年京师被困，脾胃内伤病多发，死人无数的惨状，深感妄辨内伤为外感之害，进而创立了"脾胃内伤"的理论。但是，因为刘完素与张元素是同一时代的人，而张从正则反比张元素更晚了一辈，所以葛应雷所说显然不是无懈可击。范行准先生曾提出这样的观点："其实金元学派的论争，基本上由于各人地位关系，而表现在传染病疗法的不同上。""实由各人所处的地位不同，在医学上遂有不同的看法，这样自然有不同的理论而发生了学派上的论争。如刘完素、张从正之主攻伐，是因他们平民出身，平日所接触的又多是广大的劳苦人民。而张元素、李杲等人，多是士大夫阶级或贵族出身，他们服务的对象也是贵族或有钱的地主富翁。他们生病，只有温补之药才容易接受，医家也自然不敢投以病家认为虎狼之药硝黄之剂。"这种说法应该有一定的道理。在某一特定的时期内，医学家的地位决定他们的生活环境与服务对象及所遇到的基本医学问题，因此极大地影响了他们学术思想的形成。例如，张从正，不仅是一个贫民医生，也是一个军旅医生，因此他的治病对象以体格强壮、耐受力强的贫民及军士为主，由此形成他以汗、吐、下来攻邪治病的主要风格。张从正在"高技常孤"一文中云："余岂不欲接人，但道不同，不相为谋……设于富贵之家，病者数工同治，戴人必不能从众工，众工亦必不能从戴人，以此常孤。"(《儒门事亲·高技常孤》)从中可以看出，张从正与为贵族治病的医生确有学术观点上的矛盾，他也因此而不乐于为有钱有势的人治病。再如，元代朱震亨，曾从学朱熹的四传弟子许谦研究理学，后来拜刘完素再传弟子罗知悌为师，一般认为他属河间学派。事实上他学习的内容既涉及河间学派的刘完素、罗知悌，也涉及易水学派的张元素、李杲，而他的服务对象大多是地主、贵族，结合他的理学理念，最终形成了他"阳常有余，阴常不足"主要论点，治疗上则提出以滋阴降火为主，可说是自成一家。

二、生平纪略

（一）生平经历

王好古家世不详，据明代医家徐春甫《古今医统》记述，王好古"性明敏，通经史，好医方"，进士出身，广览医籍数载，尤"仰慕仲景一书"，因不能洞达其趣，便欲得一师指教，"遍国中无有能知者"，乃笃寻访，以偿宿愿，先从张元素学习，元素殁，乃受业于师兄李杲。1232年逢壬辰之变，由开封流亡到晋州（今山西晋州市），与麻革相识，建立了深厚友谊。金亡前，曾随军出征，在河南驰骋戎马生涯，"与诸友将弟兵"，执轩岐之术诊病察证，"逐脉定方"，积有不少治疗经验。于州立"库序之校"当过教授，"兼提举管内医学"。晚年退居草堂，杜门养拙，著书立说。其友人麻革在《阴证略例·序》中说："海藏先生王君，进士，家世赵人，早以通经，举进士，晚独喜言医。始从东垣李明之，尽传其所学，后乃精研极思轩岐以来诸家书，驰骋上下数千载间，如指诸掌。"

王好古远祖《黄帝内经》《难经》、张仲景，近绍张元素、李杲，博览群书，精研极思，勤于实践，遂成为元代著名的医学家。他医疗活动的足迹，曾遍及今河北、河南、山西、北京等地区，声名噪于当时。据《阴证略例》麻革序，王好古的门人，有皇甫鼒、张沌、宋廷圭、张可、弋毂英五人，但后皆无闻，未见著作传世，生平及学术思想亦无从稽考。

（二）生平大事

金承安五年（1200），出生于赵州（今河北赵县）。

金正大八年（1231），完成《医垒元戎》初稿。

金正大九年（1232），逢壬辰之变，由开封流亡到晋州（今山西晋州市），完成《阴证略例》初稿。

元太宗八年（1236），《阴证略例》增补本定稿。

元太宗九年（1237），编撰《海藏癍论萃英》。《医垒元戎》初稿丢失。

元太宗十年（1238），完成《汤液本草》初稿。

元定宗三年（1248），《汤液本草》定稿。

元宪宗元年（1251），李杲卒。

元至元元年（1264），王好古卒。

（三）生卒年代考证

关于王好古出生年月学界基本已成定论，认为王好古约生于金承安五年（1200）。对其卒年尚无确论，一说卒于1264年，一说卒于1308年。若依后说，则王氏为高寿之士。

有人根据王好古的著述年代考证，认为王好古生卒于1200～1264年之说是不可信的。其理由是王好古的《此事难知》一书自序题"至大改元（1308）秋七月"，说明王好古此时尚在人世，并以此否定《中医各家学说》（1964）中"王好古约生于公元1200～1264年"的说法。此说值得商榷，以王好古《此事难知》一书中的序题，来考证王好古生卒年月，似欠全面。王好古曾师从张元素、李杲，而张元素大致与刘完素同时代而稍晚，刘完素卒于金章宗承安五年（1200），李杲曾与王好古同师于张元素，而李杲卒于蒙古宪宗元年（1251），如果王好古不是生活在这一时期，是不可能师从张元素、李杲的。其次，王好古《阴证略例》中有麻革（信之）序一文，麻革谓与王好古曾相识于晋州，而早在大梁做官时就久闻王好古大名等。

据史载，麻革在金正大中（1227）与张澄、杜仁杰辈隐内乡山中，教授生徒，与王好古相遇亦当在此时期。此外，对《此事难知》中王好古自序所题"至大改元"四字，早在清同治时就有人怀疑。如汪曰桢在《阴证略例》后序中说："唯《此事难知》自序题至大元年，则上距金亡已七十余年，岂海藏享上寿，至武宗时犹存耶？抑至大当是至元，刊本之讹耶？并书以俟考。"汪曰桢此说有一定道理。

三、从医经历

　　正是在上述历史条件和文化背景下，王好古的两位老师张元素和李杲创立了易水学派，王好古亦成为该学派中的重要人物。易水学派的学术特点，是以阐发脏腑病机及辨证治疗为中心。其理论渊源有三：其一，本源于《黄帝内经》。易水学派，从张元素到李杲、王好古，对脏腑病机的探讨及制方遣药，无不本于《素问》《灵枢》所论，而自能化裁于其中。如言脏腑病机，汇集了《素问》的"玉机真脏论""平人气象论""脏气法时论""脉解"及《灵枢》的"经脉""邪气脏腑病形""经筋""本脏"等篇有关内容；其言药性理论，也是根据《素问·阴阳应象大论》气味厚薄、寒热升降的理论，以及《素问·至真要大论》的"五脏苦欲补泻"之旨而有所发挥。其二，受《难经》《中藏经》及《伤寒杂病论》的影响。如《难经》有"论脏病腑病治疗难易"专论，《伤寒杂病论》有"脏腑经络先后病脉证"专篇，《中藏经》更系统地论述了脏腑的虚实寒热病证，对易水学派的影响尤大。其三，受唐、宋各大家的启示。其所倡导的脏腑辨证说，明显是受到唐代孙思邈《备急千金要方》所列脏腑虚实病证、宋代钱乙《小儿药证直诀》所叙小儿五脏病证及五脏补泻诸方的启示。另外，唐代王冰《素问》释文及七篇大论的某些见解，对刘完素的运气理论，易水学派分析病机和指导制方遣药也有一定影响。

王好古作为易水学派的中坚人物，其学术渊源可以说是间接受到上述诸因素的影响，但直接却是师承易水学派开山鼻祖张元素及被称为"补土派"的李杲。在其论著中多征引二师之说。如所撰《汤液本草》，上卷载李东垣《药类法象》《用药心法》，中、下二卷则仿张元素《珍珠囊》《脏腑标本寒热虚实用药式》之例，继承其药物归经学说，以本草诸药配合三阳三阴及十二经络；以主病者为君，臣佐使应之，每药之下，先气次味，次入某经。在医理上，张元素阐发养胃之理；李杲师承而又有发展，创脾胃之说；王好古在此基础上，又发明温补脾肾的观点，在实践中充实了"脾胃学说"。此后，明代的张景岳、赵养葵，清代高鼓峰、吕留良等，均不断从实践中予以发明，使之日臻完善，形成温补学派。总结王好古的治学特点及对易水学派的贡献，主要有以下几点。

（一）继承师学，发扬光大

王好古先与李杲同师于张元素，而王好古年辈较晚，张元素逝后又习业于李杲，因此，王好古的学术思想，虽然渊于《黄帝内经》《伤寒论》等经典，但主要是受张元素的深刻影响。他敷陈张元素的脏腑议病，重视脏腑虚损的辨治；继承李杲脾胃学说，重视三阴证阳虚的一面，奠定其阴证学说的基础。其所著的《汤液本草》，继承、总结了张元素、李杲的药类法象、引经报使理论；所著的《此事难知》《医垒元戎》，阐述了李杲的伤寒辨证及其治伤寒的大法。但王好古在继承师说的同时，能发扬光大，补充不足。他认为李杲虽系统阐述了脾胃学说，但只论述了饮食不节、劳役过度、七情内伤所造成的"阴火炽盛"的热中证，而对内伤生冷所致"阴证"的论述还不充足，王好古提出"阴证"论，从伤寒阴证立法，指明阴证源于内伤生冷等所致，这就补充了李杲理论之不足。

　　王好古认为，"人本气虚实"是决定"阴证"是否发病的主要原因。若人本气实，则虽感寒饮冷，均不足以使人发病；如人本气虚，虽感寒饮冷不甚，或既未感寒，又未饮冷，但因"内已伏阴"，则可以发为阴证。当然，人本气虚也包括人的脾胃之气本虚在内，而且感寒饮冷常易损伤或加重脾胃之（阳）气虚。王好古的这一论点，对发展李杲的脾胃学说具有重要意义。

　　王好古治学，尊师说而不泥。在药物运用上，他对师傅所论的不尽合理之处，也敢于提出不同的观点。如张元素谓白术生津，又说非白术不能去湿，王好古则提出异议，认为"白术除湿利水道，如何是益津液"。张元素谓："沙参可以代人参，取其味甘可也。"王好古则说："人参补五脏之阳，沙参苦微寒，补五脏之阴，安得不异乎。"（《汤液本草·卷中·草部》）王好古在继承师说的基础上，又能实事求是地订正其误，这种治学精神，诚令人钦佩。

（二）勤奋刻苦，虚心治学

　　王好古学识渊博，根基扎实，这主要得益于他虚心治学，精研极思的缘故。如其撰写的《阴证略例》一书，积思十余年，三易其稿，历经五载，"初稿在河南，付梦臣辈所录，则简而少"；次本在赵州，"寄北京时颇增三二论"，并且"每有所得，不敢以前说为已定，为已足，而不为之增益"（《阴证略例·跋》）。再如，他编写《汤液本草》，亦曾三次修订书稿，历时十年。诚如他在《阴证略例·自序》所言："予作《阴证论》一书，其本有三，有多寡之异焉……不知何日复得吾东垣李先生一问之，吾之心始可以少安矣。"正因为他的这种钻研精神和谦虚态度，所以能取得卓著的学术成就。

（三）知常达变，强调灵活

　　王好古治学强调灵活，如阴证的辨证论治很复杂，王好古主张用常法与变法相结合的方法进行治疗。以"阴阳易"为例，王好古认为，"若阴阳易证，果得阴脉，当随证用之。若脉在厥阴，当归四逆汤送下烧裈散；若脉在少阴，通脉四逆汤送下烧裈散；若脉在太阴，四逆理中汤送下烧裈散"（《阴证略例·论阴阳易分寒热》）。这里的当归四逆汤、通脉四逆汤、四逆理中汤为三阴经一般用药，而烧裈散为阴阳易的特殊用药，是常法与变法相结合的具体体现。同样，在三阴证中，当归四逆汤、通脉四逆汤、四逆理中汤也是因内伤生冷，造成三阴虚寒的常规治法。而对于饮食过量、脾胃受伤造成的内伤三阴实证，如"伤于厥阴，乃得之轻也，槟榔丸主之；气口二盛，脉得七至，则伤于少阴，乃伤之重也，煮黄丸主之；气口三盛，脉得八九至，则伤于太阴，乃伤之尤重也……宜吐之，以瓜蒂散"（《阴证略例·洁古老人内伤三阴例》），这是灵活辨证的具体运用，值得效法。

（四）执简驭繁，务简求实

王好古是位临床医生，因此，他在治学中非常重视执简驭繁，务简求实，以突出临床的实用性。如其撰写的《汤液本草》，与以往的《证类本草》等类编性本草著作不同，虽非鸿篇巨制，却能反映易水学派本草学的成就。他在编撰过程中并不广搜博采药物品种资料，也没有详考药物的基原，而只是罗列临床常用药物品种，仅简要地阐述其性味、归经、功效、应用范围等，却又均有独特的发挥。

《汤液本草》，凡3卷，首先，在编排上打破了传统的分类方法，即所谓"必如编类者，先玉石，次草木，次虫鱼，以上中下三品为门也"（《汤液本草·序一》），而是根据临床用药的需要，依据六经分治的原则，以张仲景方中之君药为首，再依次论述臣、佐、使药。"如太阳经当用桂枝汤、麻黄汤，必以桂枝、麻黄为主，本方中余药后附之；如阳明经当用白虎汤，必以石膏为主，本方中余药后附之；如少阳经当用三禁汤，必以柴胡为主，本方中余药后附之。如太阴、少阴、厥阴之经所用热药，皆仿诸此"（《汤液本草·序一》）。其次，在具体内容上，王好古沿袭张元素、李杲之例，言"汤液要药，最为的当，其余方论，所著杂例，比之汤液稍异何哉？盖伊尹、仲景取其治之长也。其所长者，神农之所著也。何以知之？本草云：一物主十病。取其偏长为本，又当取张元素《珍珠囊》断例为准，则其中药之所主不必多言，只一两句，多则不过三四句，非务简也，亦取所主之偏长，故不为多也"（《汤液本草·卷上·论药所主》）。《四库全书总目提要》对其评价亦很高，认为"好古此书所列，皆从名医试验而来，虽为数无多，而条例分明，简而有要，亦可云适乎实用之书矣"。

王好古

著作简介

　　王好古一生著述颇丰，据清·钱大昕《补元史·艺文志》所载，王好古的著作有《汤液本草》《汤液大法》《医垒元戎》《阴证略例》《癍论萃英》《钱氏补遗》《此事难知》。丹波元胤《中国医籍考》卷三十方论引熊均说：王好古还著有《癍疹论》《光明论》《标本论》《辨守真论》《小儿吊论》《伤寒辨惑论》《三备集》《活人节要歌括》《十二经药图解》《仲景一集》。陈邦贤《中国医学史》认为，王好古尚著有《疗痈疽耳眼本草要钞》。其大多数著作已亡佚，今世所传，仅有《阴证略例》《此事难知》《汤液本草》《医垒元戎》《海藏癍论萃英》数种。

一、《阴证略例》

　　《阴证略例》，凡1卷，是论述伤寒阴证的专著，乃王好古的代表作。王好古撰写此书，积思十余载，曾三易其稿，历时五年，于元太宗八年（1236）始定稿。作者鉴于"伤寒古今为一大病，阴证一节，害人为尤速""阳则易辨而易治，阴则难辨而难治"，乃"积思十余年，盖考自岐伯，迄今洁古老人，撷其精要，附以己说，厘为三十余条，有证有药，有论有辨，名之曰《阴证略例》……异乎哉！未有是书也。其于救物利生之念深矣！至其论阳证见阴脉者死，谓有外阳内阴，若与阳药犹可生。若及阴阳易分寒热，阴阳易随仲景三经用药，皆出古人言意之表，学者又不深思而熟味之。噫！世之著书立言者多矣，其甚高难行，泛言无实者亦有之。然则是书之出，其知者必以为精思妙用所传，证以古今，不可诬也；其不知者则茫然无考，衹以为悠悠谈甚高难行也。予以为获一人贤者之知，不犹愈千百愚人之不知者，则是书可以传信行世无疑矣"（《阴证略例·麻革信之序》）。

据作者书后题记，《阴证略例》成书于1232年，在不断增补的过程中，先后有三种抄本传世，其内容多寡不一，最后增补本定稿于1236年。该书首列"岐伯阴阳脉例"；次述张元素及作者自己的"内伤三阴例"；继则引述伊尹、扁鹊、张仲景、王叔和、朱肱、许叔微、韩祗和等伤寒大家关于伤寒三阴证的论述凡42条，其间多杂有王好古注文及所附方药；而后列作者"阴证例总论"20余条，书末附"海藏治验录"一篇，记载王好古医案八则，均为作者亲历之验案，颇具临床实用价值。

此书现存最早刊本，是元代杜思敬的《济生拔萃》本，但内容较少。1879年，陆心源根据钱遵王（曾）所藏的旧抄本，将最后增补本收入《十万卷楼丛书》中，由此得见该书全貌。陈修园将其收入《医书五十四种》，近代医家裘吉生将其收入《三三医书》，曹炳章复收入《中国医学大成》。1985年，江苏科学技术出版社，以光绪五年十万卷楼重刻本为底本，参阅元代杜思敬《济生拔萃》本、1924年《三三医书》本、1936年《中国医学大成》本、1956年商务印书馆出版的铅印本，校勘出版。从版本内容看，元本较之清本多"阴证发黄""阴证发癍"及一例医案。

二、《汤液本草》

《汤液本草》，凡3卷，是一部类集性的本草书籍。其名"汤液"者，取《汉书·艺文志》"汤液经方"之义。汤液即煎剂，由于中医内科治疗大多采用内服煎剂，作者认为汤液（经方）为医家正学，故以《汤液本草》名书。该书有王好古自序三篇，落款年份分别为戊戌（1238）、丙午（1246）、戊申（1248），说明王好古曾三次修订本书，初撰于1238年，完稿于 1248 年，历时十载而成。

该书为药学专著，分上、中、下三卷。上卷为总论，首列"五脏苦欲补泻药味""脏腑泻火药"；次叙李杲《药类法象》《用药心法》二书内容；其后是王好古《汤液本草》，包括"五宜""五伤""五走""服药可慎""论药所主""天地生物有厚薄堪用不堪用""气味生成流布""七方""十剂"等内容，为王好古总结的古代文献中相关的药学理论。中下卷为中药各论，收载药品 242 味，中卷草部载药 108 种，下卷分木、果、菜、米谷、玉石、禽、兽、虫八部分，载药 134 种，分别述其气味良毒、归经功用。书中所论药性均根据各药所入三阴经、三阳经的特点，结合药物的气味、阴阳、升降浮沉等性能予以发挥，并附引了有关的各家论述。本书的特点是强调药物的归经、药物的气味阴阳属性及升降浮沉，并以此出发征引前人之述，对所载药物的药性与功用主治作了详尽的发挥。有些药物还附有单验方，颇切于实用，对研究古代本草学有重要的参考价值。

该书总结了张元素、李杲等金元诸名家的药学理论，对后世亦产生较大影响。李时珍在《本草纲目·序·历代诸家本草》中评价此书曰："取本草及张仲景、成无己、张元素、李杲之书，间附己意，集而成此。"《四库全书总目题要》称："好古受业于洁古，而讲肄于东垣，故于二家用药尤多征引焉。"又言："此书所列，皆从名医试验而来，虽为数无多，而条例分明，简而有要，亦适于实用之书矣。"本书现存版本较多，最早者为至元元年（1335）刻本，常见者为《古今医统正脉全书》本、《四库全书》本。《汤液本草》远传海外，日本曾刊刻此书。

三、《医垒元戎》

《医垒元戎》，凡 12 卷，是一部伤寒著作。自跋称"是书已成于辛卯

（金哀宗正大八年，即1231年），至丁酉春（元太宗九年，即1237年）为人阴取之，原稿已绝，更无余本。予职州庠，杜门养拙，蔺盐之暇，无可用心，想像始终，十得七八。试书首尾，仅得复完。犹遗一二，尚未之备"。由是知本书初成于金末，而重辑于元初。

关于书名，"医垒"，喻医学之营地；"元戎"，为古时的主帅。意为医生疗疾用药，犹如古代的将帅作战调兵，必克敌制胜方休。《四库全书提要》云："曰《医垒元戎》者，自序谓良医之用药，若临阵之用兵也。"作者用心之良苦，于此可窥一斑。

此书以十二经为纲，采用"先足经从汤液，后手经从杂例"的体例，首述伤寒，次序杂证。学术渊源以张仲景为本，参酌补充张元素、李杲等名家论述及证治之法，并结合王好古自己的见解，有论有方。选方多采用《局方》等，并附以自订的验方。将伤寒与杂病皆归于六经分证的内外一统论，是《医垒元戎》的创举。该书打破了伤寒与杂病的界限，既把六经辨证的原则用于杂病，又把杂病方药用于六经诸证，将伤寒与杂病的治疗统一起来，扩大了张仲景《伤寒论》六经辨证的适用范围。如将虚劳里急、营卫不和的黄芪建中汤证和大补十全散证，均归于太阳经；将痰饮内溢或津液内伤的五饮汤证、治蒸病的玉露散，归于阳明经；将治痰饮郁而化热的参苏饮证及虚阳上越的降气汤证，归于少阳经；把理中汤加减证和平胃散加减证，纳入太阴经；将八物定志丸证和天麻丸证，归入少阴经；把四物汤证和八物汤证，纳入厥阴经。经其发挥，使外感和内伤的疾病都可按六经辨证施治，对后世影响很大。此外，本书在选方用药上注重加减化裁，灵活变通。如理中汤在《伤寒论》中有8种加减法，而该书则补充了20余种加减法。他如四物汤的加减法有60余种，平胃散的加减法有30余种，充分扩大了方剂的应用范围，体现了辨证论治的灵活性，对临床实践有重要的参考价值。

《医垒元戎》创造性地论伤寒而赅括杂病，并且以六经分证，统论伤寒与杂病，认为内伤杂病与外感病相互影响、相互传变、紧密联系，且损伤人体的正气则是统一的，故不能截然划分，所以力倡内外一统论。这种以六经贯穿内外的一统论思想，是有其科学性、合理性的，独具开拓精神，是对中医学的一大贡献，为后世医家主张伤寒方兼治杂病说开辟了门径。如清·柯韵伯指出："仲景约法能治百病，兼该于六经，而不能逃乎六经之外。"（《伤寒论翼·全法大论第一》）即明显地体现了王好古伤寒、杂病分经论治的学术思想。

《医垒元戎》现存四种明刻本。此书有后人节录整理的一卷本，刊于《济生拔萃》《东垣十书》《医统正脉》等丛书中。

四、《此事难知》

《此事难知》，分上、下两卷，载医论106篇。此书系王好古编集其老师李杲的医论专著，之所以用《此事难知》命名此书，其用意是指医学这门学问很深奥，如对人体生理功能、疾病机理及治疗法则的了解，一般医家都很难说能有真知灼见。故其自序曰："予读医书几十载矣，所仰慕者，仲景一书为尤焉。然读之未易洞达其趣，欲得一师指之，遍国中无有能知者。寤而思，寐而思，天其勤恤，俾我李公明之，授予及所不传之妙。旬储月积，浸就编帙；一语一言，美无可状；始而终之，终而始之，即无端之圜璧也。"

此书内容主要包括四个方面：其一，在基础理论方面，论述了脏腑、经络、气血、荣卫及病因、病机等，对《黄帝内经》《难经》的理论多有阐发。如其在《黄帝内经》《难经》及张元素、李杲对三焦认识的基础上提出了新的见解，首先确定了三焦的划分，"头至心为上焦，心至脐为中焦，脐至足为下焦"。对于三焦的功能，王好古认为，"上焦者，主内而不出；中焦者，主腐熟水谷；下焦者，主出而不纳"；"手三焦主持上也，足三焦主持下也，上、中、下三焦通为一气，卫于身也，为外护"。其二，在诊断方面，阐述了脉诊、面部形色及扪手心、手背等方法，对临床有一定指导意义。其三，在辨证论治方面，论及伤寒、咳嗽、疟疾、头痛、口渴、便秘、便血、滑精、目疾及外科疮疡等疾病，尤其是对于"伤寒六经"的辨证深入详细，颇受后世医家推崇，成为学习《伤寒论》的重要参考。其四，在方药方面，记载了伤寒常用方药及其他一些方药的性能、适应证和煎服方法。如书中所载的"三焦寒热用药图"之"三焦热，治小便不利，上焦热用栀子、黄芩；中焦热用黄连、芍药；下焦热用黄柏、大黄。大便、小便通，上焦寒用陈皮、厚朴；中焦寒用藿香、白芷；下焦寒用干姜、丁香、肉桂、附子、沉香"的论述，是其继承易水学派药物归经理论的体现，对于清代温病学家吴鞠通创立"三焦辨证"起到了启发作用，促进了温病学理论体系的形成，在医学史上有重要的作用。

本书撰写年代，据王好古自序，为"至大改元秋七月"。按此王好古已逾百岁，显属有误。清·汪曰桢在《阴证略例》序中说："《此事难知》自序题至大元年，则上距金亡已七十余年，岂海藏享上寿，至武宗时犹存耶？抑至大当是至元，刊本之讹耶？并书以俟考。"而对于此书的作者，曾一度被误传为李杲。如荆南一人在明成化甲辰（1484）作跋云："东垣先生医书一帧，予府已镂梓传于世矣。今又得一书，亦东垣治疾之法，名曰《此事难知》。"《四库全书·此事难知》"提要"，则断言本书为"元王好古撰"，并称"今本《东垣十书》竟属之杲，则非矣"。

本书首刊于元至大元年戊申（1308），后经多次翻刻，现存主要有明嘉靖年间的梅南书屋刊本、明万历二十九年辛丑（1601）《古今医统正脉全书》本。1985年，江苏科学技术出版社以梅南书屋刊本为底本，参阅《古今医统正脉全书》本、上海涵芬楼景印元刻《济生拔萃》本，以及明·嘉靖八年己丑（1529）《东垣十书》本，校勘出版。

五、《海藏癍论萃英》

《海藏癍论萃英》，凡 1 卷，是一部儿科癍疹专著；编撰于元太宗九年丁酉（1237），最早见于元·杜思敬所编的《济生拔萃》中。此书分 6 个部分，即疮疹标本、洁古老人癍论、海藏老人癍论、未显癍症所用药、已显癍症所用药、疮疹轻重候。立升麻葛根汤、犀角地黄汤等 30 方。收集了钱乙、张元素、李杲等有关癍疹的论述；提出癍疹多热证，治从六经的方法。对治疗小儿癍疹，有不少可取的论述。

王好古

学术思想

一、对伤寒学说的研究

王好古作为易水学派代表人物之一，少时与李东垣同学于易水学派的创始人张元素，张氏殁后，以年幼于李杲二十岁，后复从学于李杲，可谓得师不传之秘。王好古的学术思想，渊源于《黄帝内经》《伤寒论》等经典，复受历代医家如王叔和、朱肱、许叔微、韩祗和等的影响，特别是其师张元素的脏腑辨证及李杲的脾胃内伤论，对他的熏陶尤深，所有这些，促使其成为易水学派一位承前启后的名医。

易水学派的鼻祖张元素深入地研究了脏腑证候的病机及其治疗，用脏腑寒热虚实来分析疾病的发生和变化，确立了以脏腑为中心的病机学说。李东垣则在继承元素学说的基础上，侧重于脾胃学说的研究。提出了"养胃气为本"的学术主张，其"升发脾阳""补中益气""甘温除热"等治疗大法，王氏备加推崇，并全面继承下来。在全面继承张、李二师学术思想及学术经验的基础上，王氏经过长期不懈的努力，才逐渐形成了以温补脾肾、伤寒与杂病分经治疗为主要特点的学术思想。在他的几部著作中，均可见到张、李二师对其学术产生的影响。

王氏对伤寒阴证方面的建树，是受元素三阴可下之法的启发而逐渐形成的。诚如王氏所说："洁古既有三阴可下之法也，必有三阴可补之法，予欲举此内伤三阴可补之剂。……既举仲景药分而三之，人皆得知有三阴也。"不难看出，王氏是受洁古三阴下法的启发，才引起对三阴证的重视，决心用温补法治疗三阴证，终于有所建树。其在阐述印证的病因时，特别强调内因作用，比如他说："雾露入腹，虽不饮冷与饮冷同；内伤饮冷，虽非雾露与雾露同。"王氏又言："有单衣而感于外者，有空腹而感于内者，有单衣、空腹而内外俱感者，所禀轻重不一，在人本气虚实之所得耳！"不难看出，他对阴证病因的认识，特别强调人体的"本气虚"，明显地受到李东垣"内伤脾胃，百病由生"观点的影响。王氏在研究《伤寒论》方面所获得的成就，除了他自己几十年如一日的砖研外，张、李二师的亲传秘授也是很重要的一个方面。诚如王氏所言："予读医书几十载矣，所仰慕者，仲景一书为尤焉，然读之未易洞达其趣，欲得一师指之，偏国中无有能知者，癙而思，天其勤恤，俾我李公明之授手，及所不传之妙，旬储月积，浸就编帙，一语一言美无可状。"由此可见，王氏治疗阴证伤寒的学术思想与师承授受有密切的关系。

中药归经学说，是中药药性理论的重要组成部分，是指导中医临床用药的基本理论之一。张元素在《伤寒论》六经分证的基础上，首创"药物归经"及"引经报使"理论，张氏将引经中药称为"的药"，即指有"导向"作用的药物，在其《医学启源》及《珍珠囊》均有论述。如《医学启源·下卷》第七"去脏腑之火"中谈到同为泻火药，黄连泻心火，黄芩泻肺火，白芍清肝火，知母泻肾火，木通泻小肠火，黄芩又泻大肠火，石膏泻胃火，各泻各经之火，各有所长而各归其经。《珍珠囊》所载的113味药中即有30余味药提到了归经或类似归经的文字，如"入某经""某经药"等，成为后世本草学著作的典范。李东垣进一步发展了归经理论，如东垣《用药心法》中不仅列出了引经报使药，更将其编成歌诀，以利后人学习记忆。还增加了"诸经向导"图示，补充了不少十二经所用之药。并在《兰室秘藏·头痛门》中提出了六经用药理论。王好古继承了张元素、李东垣的归经理论，认为取药性之所长，使之各归其经，则药力专宏，疗效彰著。王好古的药学专著《汤液本草》，系统总结了上迄《神农本草经》《黄帝内经》，下至金元，千余年来的药学精华，药论翔实，继承并发扬了易水学派的药学理论。王好古虽博采众家之说，但主要还是继承了易水学派的药学理论，他将张元素、李东垣的药学理论精要，归纳辑于《汤液本草》总论中，如首载张元素之"五脏苦欲补泻药味""脏腑泻火药"，次载"东垣先生药类法象""东垣先生用药心法"。归纳了张元素、李东垣有关药物的气味厚薄、升降浮沉、药物归经及引经报使等学说。《汤液本草》一书共载药 240 余味，其中论及药物归经的有 170 余味。如在论"诸经头痛"篇说："头痛者，木也，最高之分惟风可到，风则温也，治以辛凉，秋克春之意，故头痛皆以风药治之者，总其体之常也，然各有三阴三阳之异焉。故太阴则宜川芎，阳明则宜白芷，少阳则宜柴胡，太阴则宜苍术，少阴则宜细辛，厥阴则宜吴茱萸也。"明显继承了李东垣的归经用药的理论。在论腹痛部分时也遵循归经理论，区别六经分别用药，如"中脘痛，太阴也，理中、建中、黄芪汤类主之；脐腹痛，少阴也，四逆、真武、附子汤类主之；少腹痛、小腹痛，厥阴也，重则正阳、回阳丹之类，轻则当归四逆汤"。又云："夏，肌热，恶热，脉洪疾，手太阴、足阳明主之，黄芩芍药汤；秋，肌热，恶寒，脉沉疾，足少阴、足太阴主之，桂枝芍药汤。"当为李东垣六经分治之延续。

王氏师从洁古、东垣，得易水学派的学术精华。这决定了他临证和学术上立足于脏腑辨证和重视脾胃内伤的本位思想。同时，王氏又对仲景之书推崇备至，几十年如一日，孜孜汲汲于仲景之学，终于将易水学派的重脏腑、重内伤的学术思想和仲景的《伤寒论》有机地结合起来，开创性地提出了阴证学说和伤寒、杂病六经分治学说。

二、学术特色

（一）对伤寒学说的研究

王好古所处的金元时期，中医界正处在对张仲景《伤寒论》临床实践的火热阶段，丰富的临床实践有力地推动了张仲景学说的发展、衍生和分化。王好古师承金元名医张元素、李杲，系统地研究了《黄帝内经》《难经》《伤寒论》，旁采朱肱、许叔微、钱乙、韩祗和、成无己等著名医家的学术经验，在研习张仲景学说同时，紧密结合临床实际，大胆提出了阴证学说、六经内外一统论，为《伤寒论》学术的发展，开了两大门径。

1. 创立阴证学说

金元时代的医家，大多数已不像他们的前辈一样把《伤寒论》作为一部方书来对待，而是将其作为治疗外感热病的专书，并试图以此为基础构建外感热病的诊疗体系，从理论和实践两个方面研究和补充发展《伤寒论》。立足临床，根据个人的临证实践，以检验和发展医学理论，成为当时医学界最显著的时代特点。王好古一生喜读张仲景之书，认为《伤寒论》是继《黄帝内经》之后，对医学理论和实践具有重要指导意义的伟大著作，被誉为"众方之祖"；指出晋唐以降，虽然名家辈出，千方万论，皆是在《伤寒论》的内容之中增减变易，千变万化"无有一毫不出于仲景者"。诚如他所说："论伤寒，当以仲景脉法为准。伤寒之必本仲景，犹兵家之必本孙吴也。舍是而之他者，是犹舍规矩而求方圆，舍律吕而正五音，可乎？"（《阴证略例·辨少阴紧脉证》）可以看出，王好古对张仲景推崇备至，无以复加。正因如此，王好古才几十年如一日，刻意精研《伤寒论》，在全面继承了张仲景学术思想的基础上，结合自己的临床经验，认识到"伤寒，人之大疾也，其候最急，而阴证毒为尤惨，阳则易辨而易治，阴则难辨而难治。若夫阳证，热深而厥，不为难辨；阴候寒盛，外热反多，非若四逆脉沉细欲绝易辨也。至于脉鼓击有力，加阳脉数倍，内伏太阴，发烦躁欲坐井中，此世之所未喻也。予恐其误，积思十余年，盖考自岐伯，迄今洁古老人，掇其精要，附以己说，厘为三十余条，有证有药，有论有辨，名之曰《阴证略例》，将镂以传，以诏后学，且与天下卫生之君子共之"（《阴证略例·序》)。为了防止后人误诊、误治，他在反复研究《伤寒论》及张元素内伤三阴学说的基础上，"积累十余年"，终于著成他的传世之作《阴证略例》。该书系统记录了王好古对阴证病因、病机、诊断和治疗方法等方面的卓见，创建了针对张仲景三阴病以温补脾肾为主的阴证学说，丰富了《伤寒论》辨治方法，拓展了三阴病的诊疗范围。而且，王好古关于三阴证治疗中重视脾肾内伤，长于温补的诊疗风格，对明代温补学派的崛起产生了深远影响。

（1）创立阴证理论的动机

阴证的提出首见于《黄帝内经》，张仲景所著《伤寒论》中对外感热病的三阴经证候从理、法、方、药作了较为详细的论述。阴证，从发病部位来看，指六经中太阴、少阴、厥阴三经病变，虽然三阴经病变中不乏阳热表现，但总以阴寒证居多。王好古所阐述的阴证，当指三阴经的寒证，包括实寒证和虚寒证。

在张仲景《伤寒论》中，三阳病证涉及 272 条，但仅 8 条提到"难治"和"死"，而三阴病证虽只 108 条，但 19 条都提到"难治""不治"和"死"，可见三阴病证为害之深。王好古认为，一般研究《伤寒论》者多详于外感而略于内伤，详于实证而略于虚证，详于三阳证而略于三阴证。在临床实践中，他发现"伤寒，人之大疾也，其候最急，而阴证毒为尤惨，阳则易辨而易治，阴则难辨而难治"。而当时医界由于受刘完素"火热论"的影响，大倡寒凉之风，但是寒凉过甚亦成流弊。所以，王好古倡用热药进行温补，实质上也是针对时医过用寒凉的一种纠正。他"积思十余年"，广泛收集有关文献资料，分析前贤对三阴证的论述，通过对文献资料的系统整理，并结合临床实践，撰著了《阴证略例》一书，对阴证的病因病机、诊断、鉴别、治疗等各方面作了详细而系统的阐释。在此书中，王好古进一步具体论述了张仲景阴证例、《活人》阴证例、许学士阴证例、韩祗和温中例。通过对前人研究成果的吸收和融汇，提出了自己的观点，补前人之未备。所以，本书堪称我国第一部专门论述阴证的专著。

（2）阴证的范围及临床表现

王好古确立的阴证范畴，指《伤寒论》所表明的太阴、少阴、厥阴三经的证候，即"伤寒内感三阴经"。张仲景论三阴病，只风寒直中和他经传感两途，王好古在《伤寒论》三阴证分类的基础上，重点研究内伤三阴证。如他在《阴证略例》"内伤三阴证例"及"举古人论阴证例"篇中认为"若饮冷内伤，虽先损胃"，但其病变则有三阴经不同的症状表现。如厥阴证，表现为"若面色或黑，俱见脉浮沉不一，弦而弱，伤在厥阴肝之经也"，并可见四肢厥逆，爪甲青，或自汗不止等症；少阴证，表现为"若面红或赤，或红赤，俱见脉浮沉不一，细而微者，伤在少阴肾之经也"，并可见默默不欲语，但欲寐，或四肢厥逆，或身表冷如冰石等症；太阴证，表现为"若面黄或洁，或黄洁俱见，脉浮沉不一，缓而迟者，伤在太阴脾阴之经也"，并可见手足自温、自利不渴等症。从王好古强调"三阴可补之法"和治疗用药主张温养来看，其论述的主要是三阴阳虚之证。此外，内感阴证也可能兼有外感。如内伤饮冷有兼外感风寒的，雾露雨湿也可同时侵其内外。诚如王好古所说："有单衣而感于外者，有空腹而感于内者，有单衣、空腹而内外俱感者。"至于"虚人内已伏阴，外又感寒则内外俱病"（《阴证略例·扁鹊仲景例》）。王好古在风寒侵袭肌表而导致的阴寒病证之外，又补充了饮食生冷、误服凉药及口鼻吸入雾湿之气而造成内感阴证，从而大大地拓展了阴证的范畴。

王好古认为，"内伤三阴"的具体临床表现是"若病在少阴，则有面赤，默默不欲语，但欲寐，或四肢厥逆，或身表如冰石，脉沉细。若病在厥阴，则四肢厥逆，爪甲青，面鳌目黑色，或自汗不止，脉沉弦无力。若病阴毒证，身表如冰石，四肢厥逆，体如被杖，脉沉细而微，或六至以至八至、九至、十至而不可数""惟太阴一证，手足自温，自利不渴，尺寸脉俱沉而弱"（《阴证略例·举古人论阴证辨》）。但阴证的临床表现有时十分复杂，往往不是局限某一经，而是两经或三经症状并见，其变化更是繁复多样，即王好古所谓"阴证始终形状杂举"。故他又把面赤、手足振摇、腰腿沉重作为阴证的早期症状。他说："若病人面赤者，下虚也。手足振摇者，为元气无主持也。腰腿沉重者，三阴经受寒湿也。或恐或悸者，知阴寒之邪在手足少阴也……以上初病时，多有形状如此等类。"（《阴证略例·论阴证始终形状杂举例》）将身如被杖、色青黑、手足踡卧、恶闻人与语、昏昏欲寐、目白睛变赤等作为阴证的晚期症状。王好古经过系统的临床分类与整理，对"阴证的范围及临床表现"的论述，既条理分明，又切合临床实用。

（3）阴证的病因

王好古认为，形成阴证的病因，包括内因、外因和不内外因三个方面。归纳起来有以下几点。

①内有伏阴：王好古认为，阴证的病因最主要的是与体质因素有关，人体的本气先有虚损——即内有伏阴，是罹患阴证最主要的原因。他指出："此膏粱少有，平素气弱之人多有之，以其内阴已伏，或空腹晨行，或语言太过，口鼻气消，阴气复加，所以成病。"（《阴证略例·海藏老人阴证例总论》）由于人们的体质有差异，生活条件各不相同，故罹患阴证的病因也有差别。如饮冷服凉，每见于膏粱之体；而雾露所感，则多见于贫苦气弱之人。如果由于各种原因导致正气虚损，即古人所说的"内阴已伏"，即便感寒饮冷虽不甚，或者既未感寒又未饮冷，亦可患阴证。反之，如果人体本气不虚，虽感寒饮冷，均不足以致病。诚如王好古所说："伤寒之源，非天之伤人，乃人自伤也。"（《此事难知·卷上·冬伤于寒春必温病》）"岂特内寒饮冷、误服凉药，而独得阴证哉？"（《阴证略例·扁鹊仲景例》）明确指

出外在的条件只是发病的因素，而内因"本气虚"和"内已伏阴"才是关键。他认为"重而不可治者，以其虚人，内已伏阴，外又感寒，内外俱病，所以不可治也"（《阴证略例·扁鹊仲景例》）。说明外感寒邪、内伤生冷都是外在的条件，而人体本气的虚实才是内在发病的根据。这一观点与《黄帝内经》"邪之所凑，其气必虚"及"正气存内，邪不可干"的观点完全吻合。

②阴邪自口鼻而入：王好古认为，过食生冷、误服凉药及口鼻吸入"霜露、雨湿、山岚"之气，也可导致阴证。过食生冷或误服凉药，导致阴证者最为常见。这种原因虽先伤胃，但可内传三阴，即内传太阴、厥阴、少阴。临床可根据不同的脉证，来判断病位。正如王好古所说："若面青黑，脉浮沉不一，弦而弱者，伤在厥阴也；若面色红赤，脉浮沉不一，细而微者，伤在少阴也；若面黄洁，脉浮沉不一，缓而迟者，伤在太阴也。"（《阴证略例·海藏老人内伤三阴例》）不难看出，王好古对内伤饮冷所导致的三阴证，并不单纯地认为是损伤脾胃，而是有先三阴而不定的特点。究竟饮冷伤胃之后，内传哪一阴经，可依据面色和脉象判断。王好古的这种学术见解，显示了其深厚的理论和临床功底。至于口鼻吸入"霜露、雨湿、山岚"之气所导致的阴证，则相对较少见，也是多数医家容易忽略的一个方面。由于雾露、雨湿等同为浊邪，与饮冷一样，均从口鼻侵入人体，伤及阳气而发为阴证。所以他指出："雾露入腹，虽不饮冷，与饮冷同；内伤饮冷，虽非雾露，与雾露同。"（《阴证略例·论雾露饮冷同为浊邪》）显然这与一般的风雨、寒湿外感肌肤而病者迥然不同，邪气虽均从外入，前者直接伤人阳气，深入五脏；后者则先伤皮毛，次传经络，后达五脏而致阴证。这种邪从口鼻而入，直接伤及五脏而发病的病因观，不仅丰富了中医病因学说的内容，突破了皮毛受邪的传统理论，并且为温病学派"温邪上受"及"邪从口鼻而入"的病因观奠定了基础。

③邪从肌表而传：触冒霜露，或风寒之邪侵袭肌表，腠理闭塞，玄府不通，此谓伤寒。邪在肌表，汗之则愈；如治不得法，或失治、误治，邪气内陷三阴即为阴证。王好古引张仲景之论以说明："仲景云：从霜降以后，至春分以前，凡有触冒霜露，体中寒邪而病者，皆谓之伤寒也。"(《阴证略例·扁鹊仲景例》)王好古进一步说明了伤寒在表，误治可以转成阴证。他指出："吐利后有表者，表之……至于吐下后汗出不解厥逆、脉欲绝者，四逆主之，以是知此候无阳证，皆阴证也。"(《阴证略例·仲景活人许学士改名三药》)不难看出，王好古认为，伤寒误治，有表证者，仍可用解表药治之。如无表证，厥逆、脉欲绝者，转为阴证。这种阴证的成因，张仲景《伤寒论》已有详论，王好古引用并归入阴证病因范畴。

④内外兼邪发病为患：在强调内伤阴证及邪从口鼻而入的同时，王好古还特别强调内外兼邪发病。如内伤饮冷兼有风寒、霜露雨湿同时侵其表里内外，均为内外兼邪。内外兼邪者，病有轻重。如本气虚者，病重难治；本气不虚者，病轻易治。诚如王好古所言："霜露、雾露、久雨清湿之山岚瘴气等，皆为清邪也。有单衣而感于外者，有空腹而感于内者，有单衣、空腹而内外俱感者，所禀轻重不一，在人本气虚实之所得耳！岂特内寒饮冷、误服凉药，而独得阴证哉？重而不可治者，以其虚人内已伏阴，外有感寒，内外俱病，所以不治也。"(《阴证略例·扁鹊仲景例》)在内外俱感发病中，王好古更强调本气虚实在发病中的作用，并认为内外俱病者，多病重难治。

⑤阳证下之成阴证：如用下法，可致阳气虚损而成阴证。亦有下之太过，阳气下陷，阴气独盛而上逆，其人脉沉细，肢体逆冷，烦躁而渴者为阴躁。王好古引用韩祗和之论云："病人若服下药太多，两手脉沉细，肢体逆冷，烦躁而渴者，此是阳气下陷入丹田，阴气逆满中上二焦，故令人躁，此名下阴躁也……上此一条，是阳证下之成阴，非阳气上行而躁。"(《阴证

略例·灰包熨法》）明确指出，阳证治不得法，致使阳气耗伤或阳气下陷亦可导致阴证。

综上所述，王好古对阴证病因的论述甚是详细，他从内外致病因素、体质因素、阳证误治等方面详加论述，并且非常重视体质因素在发病中的重要性。他的这种病因观，不仅符合《黄帝内经》《难经》之论，而且较之前人确有发明之处。

（4）阴证的病机

关于阴证的基本病机与证候，王好古认为乃"元阳中脱"，而"元阳中脱有内外"两途，即"阳从内消"和"阳从外走"。

在阴证的发病方面，王好古特别强调人体的"本气虚"，本气虚又与少阴肾阳、太阴脾阳关系最为密切。他援引《活人书》"本因肾气虚寒，或因冷物伤脾，外感风寒，内既伏阴，外又感寒，或先外寒而伏阴，内外皆阴，则阳气不守"（《阴证略例·活人阴脉例》）之说，来阐明阴证的病机。指出冷物伤脾及外感风寒只是发病的条件，"肾气虚寒"及"阳气不守"才是发病的关键。因为肾中内寓元阳，一身之脏腑皆赖其温煦，一身之肌肉、皮毛皆须其温养。元阳不虚，虽有一脏、一腑之阳气耗伤，亦可赖肾阳温煦，即使发病亦容易恢复。假令"肾气虚寒"，元阳亏虚，内伤饮冷或霜露、雨湿等阴寒之气内侵，则阴气独盛于内，迫阳外越，即成"阳气不守"而发为阴证。"阳气不守"，即王好古所说的"元阳中脱"。他认为"元阳中脱"有内外二途之不同，即"阳从内消"和"阳从外走"。

①阳从内消：即内伤阴寒之邪，耗伤体内阳气，本属阴证，外见寒象。正如其所说："或有人饮冷内伤，一身之气便从内消，身表冷，四肢凉，脉沉细，是谓阴证，则易知之。"（《阴证略例·论元阳中脱有内外》）"阳从内消"可独见于太阴、厥阴、少阴，即王好古所说的"先三阴而无定"；亦可太阴、厥阴、少阴三阴并见，随其病机不同，其脉证亦异。

阳从内消脉象：阳气耗伤，鼓动无力，脉道不充，故必见沉、涩、弱、弦、微等五种阴脉。或见右手脉先陷，左手浮，右手沉。

阳从内消致烦躁：阴盛烦躁，名曰"阴躁"，多由阴寒内盛，阴阳失和而见烦躁。《黄帝内经》谓之曰："阴盛发躁，物极则反也。"王好古认为："内感阴证，饮冷胃寒而躁者，与汗下后烦躁同。"(《阴证略例·论雾露饮冷同为浊邪》)

阳从内消见便血：多由"饮冷太极，脾胃过寒，肺气又寒，心包凝泣，其毒浸渗入于胃中，亦注肠下，所以便血如豚肝"(《阴证略例·论下血如豚肝》)。

阳从内消见自汗：恶风寒或汗出身凉不热者，多由内伤饮冷，阳气内消，卫阳虚衰，卫外不固所致。

阳从内消致身痛如被杖：多由阳气内消，血脉凝涩，气血不得温养肌肤所致。即王好古所说："身如被杖者，阳气尽而血脉凝涩，不能荣养于身也。"此外亦可见色青黑，手足踡而卧，卧而面壁，恶闻人与语，昏昏欲寐等症状。上症皆由阳气内消，厥阴、少阴阳气虚衰，脏色外现则面青黑。阳主动，阴主静，阳气虚损，阴气内盛，故见以上症状。诚如王好古所说："色青黑，肾肝子母二色，真脏见也；手足倦而卧者，四肢之阳气尽，而阴气贵收也；卧而面壁者，阴欲静也；恶闻人与语者，阴欲默也；昏昏欲寐者，元气杂绝，邪热攻肺也。"(《阴证略例·论阴证始终形状杂举例》)

阳从内消见遍身青黑如花厥状：此由阳气内消，阴寒内盛，血脉凝涩，经络瘀滞，气血不通，肌肤失于温养所致。诚如王好古所言："阳气不能营运于四肢，身表经络遏绝，气欲行而不得行，及其得行而遽止之，故行处微紫色，不得行而止处不青则黑也。"(《阴证略例·遍身青黑如花厥》)

阳从内消致发厥：阴证出现厥证，由阴寒内盛，阳气内消，阳衰则鼓动无力，气血不能达于四末，故见四肢厥逆。王好古引张仲景之论曰：

"伤寒下利清谷，里寒外热，手足厥而脉微。微者，里有寒也。"（《阴证略例·伤寒发厥有阴阳》）张仲景之言非指阳气内消之厥，乃言阳气外走之厥可见身热或面赤如妆。

阳从内消见大便秘：又称为"阴结"，由阴寒内盛，阳气内消，阴盛则结聚，阳消则气不运化，故冷积不化，大便不通而成阴结。即王好古所说："阴阳二结，寒热不同，为燥一也，盛暑烁金，严冬凝海是也。"（《阴证略例·论阴证大便秘》）

阳从内消致小便不通：阴寒内盛，阳气内消，阳虚则阴不得化。《素问·灵兰秘典论》云："膀胱者，州都之官，津液藏焉，气化则能出矣。"今阳气内消，膀胱气化不行，故见小便不通。王好古亦指出："阴气已盛，阳气欲绝……凝泣枯涸，如水之结冰，津液不行，故闭而不通也。"（《阴证略例·论阴证小便不通》）

②阳从外走：即内伤阴寒之邪，阴盛逼阳，阳气走泄于外。原本阴寒之证，却见假热之征。如"见身表热，四肢温，头重不欲举，脉浮弦，按之全无力"（《阴证略例·论元阳中脱有内外》）。甚则出现自汗，面赤如妆，口渴烦躁，出血，妄语等。此等证候，王好古又称为"内阴外阳证"，多属寒邪内感，三焦气虚，阴寒内盛，逼阳外走。"阳气外走"可见许多证候，随其病机不同，脉症亦异。

阳从外走常见脉象：如脉大举按全无力，浮之损小，沉之亦损小，浮而无力，左手脉先陷，右手浮，左手沉等，均属阳从外走之脉。因阳气浮越于外，故可见浮象。阳气亏虚，鼓动无力，脉道不充，故脉大无力或浮而损小。阳气外走多由阴寒内盛，故亦见沉而损小之脉，正如王好古所指出："此等证脉按之无力，即阴气内充，阳气外游于皮肤之间，是无根之火也。"（《阴证略例·论谵言妄语有阴阳》）"阳从外走，从左手脉先陷，右手浮，左手沉。"（《阴证略例·论脉次第》）右手浮，命门之火浮越于外之征；

左手沉者，肾水耗竭，是阴竭于内，阳越于外之危候。

阳从外走见躁乱不宁：此躁证称"阴躁"，多见"浮之损小"之脉。是由阴盛于内，阳气走于外所致。诚如王好古所说："若浮之损小，阳气走也，手足厥逆则死。"（《阴证略例·论阴证躁不躁死生二脉》）

阳从外走致谵言妄语：阴寒内盛，阳从外走，虚火浮越，神不守舍，神志溃乱，故见谵妄或见悲笑烦心之症。诚如王好古所说："有内感伤冷，语言错乱，世疑作谵语者，神不守舍也，止是阴证……即阴气内充，阳气外游于皮肤之间，是无根之火也。阳气及心火入于皮肤之间，肺主皮毛，故有谵言、悲笑及面赤、喜笑、烦心之症。"（《阴证略例·论谵言妄语有阴阳》）此等证候，最为险重，若治不得法，生死立判。

阳从外走致自汗：阴证阳从外走，常有自汗出症。多因阴寒内盛，阳气浮越于外，故身热；阳虚则腠理不固，玄府不闭，故汗出。王好古指出："内感伤冷，自汗，大恶风寒，汗出身凉不热者，阴证也；汗出身热，得阴脉者，亦阴证也。"（《阴证略例·论自汗分阴阳》）

阳从外走见四肢振摇：阴证阳气外走所致之四肢振摇，多见于好饮、房室不节之人。以其真元耗散，血气俱虚，再兼内感阴证，气血伤于内，阳气走于外，寒邪居于里，经虚不能自持，故四肢振摇。诚如王好古所说："惟好饮、房室之人，真元耗散，血气俱虚，或因劳而振，或不因劳而振，或因内感阴盛阳脱而振者，皆阴证也。"（《阴证略例·论四肢振摇》）王好古恐人不识，又引成无己之说"汗多亡阳，经虚不能自持，故振也"加以说明。

阳从外走致发渴：多由嗜欲之人，房室不节，真水涸竭，虚阳浮越，更兼饮食伤冷，变为枯阴所致。肾水为一身阴液之本，一身脏腑组织皆赖其滋养；肾中阳气为一身阳气之本，一身阴液皆赖其布化。真水涸于内则阴竭，阳走于外则布化无权，阴不上承，口舌失于濡润，故必渴而欲饮。

诚如王好古所说："阴证口干舌燥，非热邪侵凌肾经也，乃嗜欲之人，耗散精气，真水涸竭，元阳中脱。饮食伤冷变成枯阴……阳浮游于外，必渴而欲饮也。"（《阴证略例·论阴证发渴》）

阳从外走致咳逆：肺主呼气，肾主纳气，肺肾和谐，呼吸匀调。阴证阳走于外，无根之火炎于上，肾失摄纳，肺气上逆而为咳逆，亦即"火独炎上，逆出阴气（吸入之气）而为咳也"（《阴证略例·论阴证咳逆》）。

阳从外走致发热：阴证阳从外走，浮越于表，故发热。王好古虽未明言其病机，但他已明确指出："太阴、厥阴皆不发热，只少阴有发热两条，仲景谓之反发热也。"（《阴证略例·论阴证发热》）不难看出，王好古对阴证发热病机的认识与张仲景并无二义。

阳从外走致小便赤：阴邪内侵，阴寒内盛，则阳气外走而浮越于外，虚热熏于皮毛，肺受邪扰，下输膀胱，故见尿赤。正如王氏所说："惟阴证内感，阳走于外，虚热在皮毛之间，肺气受邪，下输于膀胱，故令小便如灰汁。"（《阴证略例·论阴证小便赤》）虽色赤而茎中不涩痛且快利，与实热证之小便赤涩而痛绝不相同。

为使后世医家辨证无误，王好古在对"阳从内消"与"阳从外走"详加论述之时，还着重对内阴外阳证和阳热实证进行了细致缜密的辨析。尤其对阴证发热、阴证发渴、阴证小便赤等10余种病证辨析最为详尽，其论述具有重要的临床价值。

（5）阴证的病机演变与预后

王好古认为，阴证分外感、内感两个途径，与此相对应，对阴证病机演变过程也从这两个方面加以阐述。即"外感者，先太阳，次阳明，次少阳，次太阴，次少阴，次厥阴；内感者，先三阴而无定，次少阳，次阳明，次太阳，为极高之分"（《阴证略例·论脉次第》）。王好古认为，《伤寒论》所阐述的外感阴证，是按先太阳、次阳明、次少阳、次太阴、次少阴、次厥阴的顺序由表入里。但内伤阴证则先三阴而不定，次少阳、次阳明、次太阳的顺序，或里证已罢而病情向愈，或六经同病，或表里同病，元阳中脱而转危。一般而言，内伤阴证首犯三阴，其病变情况则因人而异，它并不固定在三阴经的某一经，其病机转归与伤寒外感一样，有不传经、顺传经、逆传经等区别。如由三阴转向少阳、阳明、太阳则为顺传，其预后良好；相反，由太阴向少阴、厥阴发展，则为逆传，病多危重。

关于阴证的预后，王好古多根据脉象判断，"若脉浮而有力者，阳气生也。若浮而无力者，阳气走也。若浮若沉，或有力，或无力，阴阳交争而未定也，惟外热内寒者，多有此脉"（《阴证略例·论脉次第》）。同时，王好古还结合服药后的反应来判断预后，如"一则始病不躁，药而躁，脉当浮之实大，阳气充也，手足温和则生；若浮之损小，阳气走也，手足厥逆则死。一则始病躁，药而不躁，脉沉之实大，阳气回也，手足温和则生；沉之损小，阳气消也，手足厥逆则死""阴证阳从内消，服温热药，烦躁极甚，发渴欲饮，是将汗也。人不识此，反以为热，误矣！热上冲胸，服温热药，烦躁少宁，反不欲饮，中得和也，人若识此，续汤不已，愈矣"（《阴证略例·论阴证躁不躁死生二脉》）。

（6）阴证的诊断

关于阴证的诊断方法，王好古尤重诊脉、望色。认为阴证初得，以沉细而疾为主脉；阴证渐深则六脉沉细，一息七至；阴证危时，六脉附骨取之方有，按之即无，一息八至以上，或不可数。此关于阴证脉象的论述，较之以脉迟为寒者，更为透彻。

又如狂证，《黄帝内经》多偏重于阳盛火旺之阳狂证，王好古则对阳气衰、阴气盛之阴狂证有独特见解。其云："有内感伤冷，语言错乱，世疑作谵语者，神不守舍也，止是阴证，此特脉虚而不实耳。《内经》谵妄悲笑，皆属于热。《难经》谓面赤、喜笑、烦心，亦属于热。大抵此等证脉皆洪实，按之有力。若此等证脉按之无力，即阴气内充，阳气外游于皮肤之间，是无根之火也。阳气及心火，入于皮肤之间，肺主皮毛，故有谵妄、悲笑及面赤、喜笑、烦心之证。"（《阴证略例·论谵言妄语有阴阳》）说明阴狂乃是内感伤冷，阴盛阳衰，心气不充，心神失守所致。阴狂与阳狂鉴别之关键在脉象，前者脉虚而不实，后者脉皆洪实，按之有力。

尤为可贵的是，王好古在大量临床实践的基础上，精心体察，深入思考，提出了"鼓击脉"，对中医脉学完善与发展做出了贡献。据麻信之序可知，王好古亲告其曰："至于脉鼓击有力，加阳脉数倍，内伏太阴，发烦躁欲坐井中，此世之所未喻也。"足见王好古对阴证中出现"鼓击脉"的重视程度。

"鼓击脉"之象：非浮非沉，上下内外举按极有力，坚而不柔，非若阳脉来之有源，尺以下至腕中全无，惟三部中独见鼓击，按之触指，突出肤表异常。比紧为甚，搏而大，往来不可以至数名，纵横不可以巨细状。

鼓击脉与紧脉的鉴别："大抵此脉属紧，比紧为尤甚，故名鼓击也。仲景云：诸紧为寒。又云：脉浮而紧，寒在表也；沉而紧，寒在里也。紧似弦而非，有如牵绳之状，即为紧也，非带洪而有源。成无己云：累累如循长竿，连连而强直也。通真子歌云：紧若牵绳转索初。海藏云：牵绳之紧，循竿之直，二者皆近于鼓击，鼓击者，尤甚于二脉数倍。启玄子云：盛脉同阳，四倍已上，阴之极也"（《阴证略例·鼓击脉》）。

"鼓击脉"主阴寒极盛之病。其形成的机理为脏腑积而为痼疾，一身之经皆凝寒浸渍，酝酿而成太阴，脉亦从此而变其状，所察元阳无一身游行之火独萃于胸中，寒气逼之，故搏而大，有加数倍，往来不可以至数名，纵横不可以巨细状。虽可谓大，非大也。非平昔饮冷，肠胃积寒之久者，脉不如此之鼓击也。

对于望色，他认为，"若面色青黑，脉浮沉不一，弦而弱者，伤在厥阴也；若面红赤，脉浮沉不一，细而微者，伤在少阴也；若面黄洁，脉浮沉不一，缓而迟者，伤在太阴也"（《阴证略例·海藏老人内伤三阴例》）。其对阴血证，则主要是通过望血之色泽进行诊断。凡血色鲜红者，多为阳热实证；血色紫暗如豚肝者，为阴寒血证。

另外，王好古亦重视经络辨证。经者，所不可见者；络者，所可见也，外之沟渠是也。邪热入于阳络，则为鼻血；邪热入于阴络，则为后血。少阴肾与太阳膀胱经为表里，此二经受病最为多；阳明、太阴受病颇稀；至于少阳胆、厥阴肝经，又加少焉。王好古注重机体脏腑经络生理、病变的客观反映，并通过这些客观反映了解其内在联系。

（7）阴证的鉴别诊断

由于阴证在外症表现上，"形候相若，似是而非，众所共疑，莫之能辨"，尤其是阳从外走的"内阴外阳"证，其多有烦躁狂言、小便赤、大便不通等三阳热证的表现，医者极易混淆。若辨证不精，药证相悖往往杀人于顷刻。基于此认识，王好古用很大的篇幅讨论了阴证似阳的鉴别。

①谵言妄语症：阳证发躁，狂走妄言，面赤咽痛，脉洪大而实，或滑而促。阴证多表现在言语错乱方面，如谵言妄语与面赤并见是阴盛于内，阳走于外的阴证。必须从脉象上加以鉴别。阳热证谵语，脉必洪大有力或滑数；阴证阳从外走之谵语，脉见大但按之无力，以此为辨最为准确，诚如其所言："故活人辨证，不取诸于他，而独取诸脉，无如此最为验也。"（《阴证略例·论谵言妄语有阴阳》）

王好古还借助腹诊鉴别此症。当阳气外越，可见四肢尽热，谵语妄言者，易与阳证相混，若按其胸腹久不热者为阴证，若灼热者为阳证。当阳气内消，可见四肢厥冷、语言错乱者，易与阳郁似阴证相混，若按其胸腹久不热者为阴证，反之为阳证。

②下血症：阴证和阳证均可导致下血，但二者可从血色上鉴别。阳证

热极下血，其色鲜红；阴证下血，色暗红如猪肝。

③自汗症：伤风、阳明热盛及阴证，均可见到自汗症，但三者各有其特点。伤风自汗，兼有微恶风寒，脉缓，或兼有其他表证；阳明自汗，汗出而热不退，发热与汗出并见；阴证自汗，恶风寒甚，即"大恶风寒"，有汗出身凉者，有汗出身热者，但必见阴脉，或见沉细脉，或见浮大按之无力脉。

④厥症：阴证和阳证二者均可见厥而脉沉。但阳证厥而脉沉有力，初病时必见身热，三四日后热势渐增而后厥，常兼见大便秘结，小便黄赤，或兼见谵言妄语，虽厥而指尖有温和之时。阴证厥而脉必无力，初病时身不热，三四日后而厥见，常兼见大便软而通利，小便清白，语音低微，四肢厥而指尖常冷，无温热之时。诚如王好古所说："二证人多疑之，以脉皆沉故也。然阳厥而沉者，脉当有力；阴厥而沉者，脉当无力也。"（《阴证略例·伤寒发厥有阴阳》）

⑤口渴：阴证和阳证均可有口渴。阳证口渴者，口燥舌干，大渴引饮；阴证口渴，亦有口干舌燥，但只见于阳走于外的阴证。虽然口渴欲饮，只欲饮热汤而不欲饮冷水，即使有欲饮冷水者，纵之使饮，只稍饮数口即止，止而复欲饮。王好古称之为"纵与不任，若不忍戒，此等舌干，欲饮冷水，抑而与之汤，及得饮汤，胸中快然，其渴即解"（《阴证略例·论阴证发渴》）。

⑥发热：阴证和阳证均有发热。阳证发热有太阳、少阳、阳明三种。太阳发热而兼见恶寒，脉浮紧；阳明发热而汗出；少阳发热常兼见头痛，干呕，脉弦。阴证发热独见于少阴，以热而兼见手足厥逆，下利清谷，脉沉细为特征。正如王好古所说："大抵阴证发热，终是不同，脉须沉细，或下利，或手足厥。"（《阴证略例·论阴证发热》）

⑦便秘：阴证和阳证均可见便秘。阳证便秘，脉浮数而能食；阴证便

秘，脉沉迟不能食，身沉重。

⑧小便不通：阴证和阳证均可见小便不通。阳证小便不通，脉多浮数或滑数，或见发热，恶寒而渴，或口干，口黏而渴，小便赤而涩痛；阴证小便不通，脉多沉细而迟，或细迟无力，或浮大无力，小便色白不痛。

⑨小便赤：阴证和阳证均可见小便赤。阳证小便赤而涩少不畅，大便燥；阴证小便赤如灰汁，尿快利而无涩痛之感，常兼见胃虚不能食。

⑩阴证"阳从内消"与"阳从外走"：阴证在某些情况下往往出现假象，如微热、烦躁、面赤等类似阳证的症状。医者如不细心审查，便与表药双解，亦导致三焦气绝之危证。为此，王好古反复强调阳从内消与阳从外走的鉴别。他认为阴证阳从内消，多见虚寒之象，脉亦沉细无力，疾病的本质与外证相符，如"一身之阳便从内消，身表凉，四肢冷，脉沉细"等。阳从外走，疾病的本质多与外证不符，内本阴证，外见假热之象，如"身表热，四肢温，头重不欲举，脉浮弦，按之全无力"（《阴证略例·论元阳中脱有内外》）或见"身体微热，烦躁，面赤，其脉沉细而微者，皆阴证也，身微热者，里寒故也；烦躁者，阴盛故也；面戴阳者，下虚故也"（《阴证略例·阴证似阳》）等。王好古认为，阳从外走，身热、面赤、烦躁"似阳"假象，是因阴盛里寒，虚阳外越之故，虽外见热象，但身热以手按之，久则冷透如冰，虽烦躁但不狂乱，虽渴但不欲饮冷水，脉虽浮弦但按之无力等。二者的本质是一致的，均为阴证，只是轻重不同罢了。阳从内消，易辨而易治；阳从外走，难辨而难治。王好古再三告诫后人：必须透过现象，认清本质，不可被假象所迷惑。

（8）阴证的辨证

王好古依据自己的临床经验，将阴证的分为四类，即早期症状、阳气内消、阳气外越、阴毒。面色赤，手足振摇，腰腿沉重为阴证的早期症状；身体凉，四肢厥冷，嗜睡欲卧，默默不欲言，脉沉细为阳气内消证；身体热，四肢温，神志躁扰，谵语狂言，脉浮弦，为阳气外越证；阴毒为手足逆冷，脐腹筑痛，咽喉痛，呕吐下利，身如被杖，或冷汗烦渴，脉细欲绝。他还参照张仲景三阴病之论，将阴证分为三类。"若面青黑，脉浮沉不一，弦而弱者，伤在厥阴也；若面红赤，脉浮沉不一，细而微者，伤在少阴也；若面黄洁，脉浮沉不一，缓而沉者，伤在太阴也"（《阴证略例·海藏老人内伤三阴例》）。临床上，阴证是复杂多变的，经过王好古的整理，既显得条理分明，又切合临床实用。

（9）阴证的治疗与方药

王好古对阴证的治疗，其立法用药全面继承了张仲景的学术思想，参照张仲景三阴病辨证方法，临床将阴证分为三类，即伤寒在厥阴肝经、少阴肾经及太阴脾经。治疗之时，他特别强调"可补之法"。对于内伤三阴阳虚证，他在《阴证略例》"海藏老人内伤三阴例"篇中，分别以理中汤治太阴证、通脉四逆汤治少阴证、当归四逆汤治厥阴证。王好古虽分三阴用药，但从他在《阴证略例》中收载的50余首方剂来看，由于其重视"肾气虚寒"的病机，故更强调温补脾肾。

王好古善于总结、整理和使用前辈医家治疗阴证的方药，在继承前人经验的基础上，制方遣药每能自成机杼，对古方加减化裁，运用自如。如张仲景《伤寒论》之理中汤、四逆汤、通脉四逆汤、白通汤、白通加猪胆汁汤、当归四逆汤、当归四逆加吴茱萸生姜汤、吴茱萸汤、附子汤、真武汤、干姜附子汤、桂枝附子汤、白术附子汤等方，均被王好古治疗阴证所采用。朱肱、许叔微、韩祗和等历代前贤的治疗经验及效方亦被其选用，如霹雳散（附子、腊茶）、正阳散（附子、皂角刺、干姜、甘草、麝香）、火焰散（硫黄、附子、腊茶）、回阳丹（硫黄、木香、荜澄茄、附子、干姜、干全蝎、吴茱萸）、返阴丹（硫黄、玄精石、消石、附子、干姜、桂心）、天雄散（天雄、麻黄、当归、白术、半夏、肉桂、川花椒、生姜、厚朴、陈皮）等。此外，王好古在总结继承前贤经验的基础上，根据自己多年的临床实践又创制了不少新方，如神术汤（苍术、防风、甘草）、白术汤（白术、防风、甘草）、黄芪汤（人参、黄芪、白茯苓、白术、白芍、甘草）等。这些方剂的临床灵活应用，突出了王好古温补脾肾为主的学术思想。他在阴证治疗方面的学术经验，主要体现在以下几个方面。

①内伤三阴证的治疗：凡饮冷内伤所致的阴证，病在太阴脾经，治以理中丸、理中汤、调中汤；病在少阴肾经，治以四逆汤、通脉四逆汤；病在厥阴肝经，治以当归四逆汤、吴茱萸汤。证急而病重者，王好古主张必须用峻剂治疗，如阴毒甘草汤、白术散、附子散、正阳散、肉桂散、回阳丹等，皆可随证选用。若阴寒内盛，阳从外走之"阴盛格阳"证，则用霹雳散、火焰散、茯苓四逆汤、附子干姜甘草汤、附子白术甘草汤等，皆可随证选用。

②内伤饮冷兼外感的治疗：内伤饮冷，外感寒邪无汗者，治用神术汤；发热恶寒，脉浮而紧者，神术汤加羌活。脉浮紧而兼弦数者，已见少阳之征，神术汤加柴胡；脉浮中紧而兼有洪大之势，是病转阳明之兆，用神术汤加黄芩治之。至于内外兼邪之见症不同，四季气候不同，王好古又提出"神术汤六气加减例"，以便后人"随所应见"依例加减治疗。

中于雾露之邪所患之阴证，王好古主张用神术加藁本汤治疗；若有腹胀，可用神术加木香汤，以便阴邪从矢气而出。

内伤冷物，外感风邪有汗者，王好古常用白术汤治疗，防风白术牡蛎汤亦可选用，意在温中健脾，疏散风邪。至于感受风邪，热而面赤自汗，默默不欲语，但欲寐，两手脉浮而缓，或微弱者，王好古强调"不宜发汗"，若汗之，则见筋惕肉瞤、谵言妄语、烦躁不宁，可用白术汤治疗，但应随证加减，头眩汗出，筋惕肉瞤者，加牡蛎；腰背强痛者，加羌活；舌干发渴者，加人参；体重多汗者，加黄芪。

③治分轻重缓急：在阴证的治疗中，王好古特别强调根据病情的轻重缓急，随证选方。如阳从内消者，病情轻，用调中之法，使阳从内生，由内之外，身体温和而愈；阳从外走者，病情较重，亦用调中之法，常用黄芪汤治疗，使阳从内生"唤入外热，复使脉平和而愈"。此外，亦可根据阳从外走之不同症状，灵活选方治疗。不管阳从内消，还是阳从外走，王好古均主张先缓后急治疗法。

"先缓"是指阴证之轻者，先用甘温益气之剂缓缓治疗。如寒入阴经，微则用理中汤；四肢微厥或中寒下利，用甘草干姜汤；手足指头微寒冷，可服理中、干姜之类；病情较重者，用四逆汤；无脉者，用通脉四逆汤；或用灸法，或用葱熨法，或用"上醋拌麸炒热，注布袋中，脐下熏蒸"，或用"葱白煎浆作汤，以沐四肢"，或用"外接法"以"干姜二，炮为细末，石决明一，另研细，称拌匀，每用二三钱匕，手心中以津唾调如泥，以手掩其阴，至暖汗为度"（《阴证略例·论宜灸不宜灸并汤沐四肢法》），均有良好效果。缓治之法虽多，但最常用、效果最好的是黄芪汤。诚如王好古所说："沉、涩、弱、弦、微五种阴脉形状，举按全无力，浮之损小，皆不可遽热，黄芪汤之类是也。"（《阴证略例·风温证》）以上方法，均是王好古常用的缓治法。

"后急"，是指阴证误用汗、下之法，气阴枯竭，虚阳浮越于上的重症，或阴气独盛，阳气暴绝的危重症状，均当急救。如"阴气独盛，阳气暴绝，则为阴毒，其证四肢厥冷，脐腹筑痛，身如被杖，脉沉疾，或吐利，当急救，可灸脐下，服以辛热之药，令阳气复而大汗解矣"（《阴证略例·活人阴脉例》）。再如，阴证发躁，欲坐井中，多由误用汗、下之法，致阴气枯竭，虚阳浮越于上。亦可由过食生冷，阴独盛于内，虚阳浮越于上，或厥阴热上冲胸而发躁，均属重病而须急治。王好古主张"若病重急治者，宜黄芪汤内每服加干姜重一钱"（《阴证略例·风温证》）；尤急者，则选用附子干姜甘草汤；烦躁自汗者，宜附子白术甘草汤。此外，据其脉症，真武汤、四逆汤、通脉四逆汤，亦可选用治之。

④温补脾肾，干姜、附子各取其长：王好古治疗阴证，首重温中，用甘温之剂培补脾胃，以恢复中气的斡旋作用。如经误治，或病变发展，病危症急之时，又重在温肾回阳。他认为病在太阴、少阴，治法用药各不相同。由于王好古重视温肾，故善用附子、干姜。他在不少方剂中，用到附子、干姜、肉桂、硫黄等温肾散寒之品，充分体现了其治法特点。他对附子、干姜的运用亦别有心得，指出附子辛热，"能行诸经而不止"，故四肢厥逆，内外俱寒者宜用之；干姜辛热，"能止而不行"，内寒外热者宜用之。如病虽内寒，但四肢身体俱热，未见身凉或厥逆，此时径用附子，常易导致昏冒，故只宜用"止而不行"的干姜。只有在内外俱寒的情况下，才姜、附并进，温中下二焦以生内外之阳气。由此可见，王氏治疗阴证，注重太少二阴，突出了温补脾肾的治疗思想。

王好古所创制的阴证治疗方剂，具有两方面特点：一是对阳气内消之阴证，善用温通。如正阳散，即以附子之辛热，伍麝香之辛热通窍，可治阴毒伤寒、头汗面青、神志昏沉欲睡之证。又如，回阳丹，取硫黄之大辛大热，配伍全蝎通络走窜，治疗面青、手足逆冷、心腹气胀之证。二是对阳气外越之阴证，善用反佐，如霹雳散用蜜水，火焰散用腊茶，返阴丹用硝石，正元散用大黄等。

⑤协调阴阳，注重服药方法：王好古不仅在治疗方药上自成一派，还十分讲究服药方法，注意服药反应。他认为阴证病机主要是阴盛阳衰，所以，注重通过剂型、服药方法及时间等方面的灵活调整应用，以协调阴阳。王好古认为，大便结者，宜服丸剂，因丸中有蜜，能润肠通便；大便软者，则宜服汤剂。

在服药时间上，王好古根据阳证昼则增剧，夜则少宁；阴证昼则少宁，夜则增剧的规律，主张阳证服药，宜在白昼；阴证服药，宜于夜半之后服用。这是由于人之阴阳寒热，受自然界阴阳变化的影响。由于白昼阳盛，故阴证稍宁；夜间阴盛，故阴证加剧。因此他强调服药的时间，以"昼三夜一"或"昼三夜二"为宜，即所谓"阴证用阳药，续于夜半之后者，所以却类化之阴，而接身与子所生之阳也"（《阴证略例·阴阳寒热各从类生服药同象》）。如理中丸的服药方法，他主张"以汤数合，和丸，研碎，温服之，日三夜二。腹中未热，益之三四丸，煎热粥饮投之"（《阴证略例·伤在太阴》）。这种服药方法，不但能消除夜间阴气对人体的影响，还可以与人体子时所生之阳气相接，以助阳劫阴，这种认识与现代生物钟学说颇相吻合。

王好古指出，治疗阴证，应根据阳气的存亡、寒邪的盛衰，分别采用"冷服"或"温服"之法。他指出若"病人因下之太过，两手脉沉迟细而无力，或遍身及四肢逆冷，烦躁而渴，或引饮不休，好泥水中卧者，须用性热药治之"。但应热药冷服，其原因为"病人腹中阴气太盛，若投汤剂，即阴阳相击，药下即吐，须候汤剂极冷即投之；投之不吐者，盖腹中阴气与冷饮相逢，即同气相从尔，故药下不吐也。药虽冷，久则必热，所谓始同而终异也"（《阴证略例·阳证下之成阴》）。即言对于阴证下之太过，出现两手脉沉迟细而无力，或遍身四肢冷，烦躁而渴，或引饮不休，欲卧泥水之中者，当用温热药治疗，但须候汤极冷，方可服用。这是因为腹中阴气太盛，如热服则会出现阴阳格拒，药下即吐的现象；用冷服之法，腹中阴气与冷药相逢，同气相从，便不会呕吐。药虽冷，久则必热，正合《黄帝内经》"其始则同，其终则异"之义。而热药"温服"，适用于阳气素虚，寒邪不太盛者，病人不烦躁；或"脉已虚，按之全无力"，只可温服或热服，"不然阴气必不能酝酿回阳，利害非轻"（《阴证略例·热药冷服脉内有伏阳》）。

此外，王好古还根据病情，采用其他方法。如附子散，以生姜为引，不计时候热服；元阳丹，食前以生姜汤送下；霹雳散，加水一盏，煎至六分，临熟入蜜半匙，放温或冷服之；肉桂散，加枣为引，煎至六分，不拘时候热服；回阳丹，以生姜汤送下，频服，复以热酒一盏投之；返阴丹，以艾汤送下等。王好古的这些服药方法，目的在于协调体内阴阳，或防格拒而不使吐，或助阳劫阴，临床很有实用价值。

王好古还提醒人们不要被服药后所出现的假象所迷惑，"阴证阳从内消，服温热药，烦躁极甚，发渴欲饮，是将汗出"（《阴证略例·论阴证躁不躁死生二脉》）。说明阴证本属阳气虚惫，服温热药后，阳气初复，与邪交争，往往出现烦躁、口渴的假热症状，这是阳气外达，将要出汗的现象，不要误认为热。

综上所述，王好古的阴证学说，继承并发扬了《伤寒论》中有关三阴病的内容，从病因、病机、诊断、鉴别到治疗，各个方面都有新的阐发。其关于阴证的理论，实质上是将伤寒学说与脾胃内伤学说加以进一步的有机联系，既补充了张仲景之论，又发挥了易水学派的相关学说。王好古论治阴证的临床经验，至今仍具有一定的实用价值。这些理念与经验，对明代温补学派的崛起，产生了深远的影响。同时，对于我们当今研究火神派学术思想也多有益处。现代研究亦表明，运用王好古对阴证的辨治方法和温补方药，治疗某些由阴邪所致的心血管系统及消化系统急慢性疾患，确实有较好的疗效。

2. 六经内外一统论

在当时医学界关于内伤和外感如何分治展开激烈讨论的大背景下，王好古创造性地提出了六经内外一统论，即将外感伤寒和内伤杂病统一在张仲景六经病理论的框架下合而论治，独具开拓精神。王好古认为，内伤杂病与外感伤寒相互影响、相互传变、紧密联系，且损伤人体的正气也是同一的，故不能截然划分，亦不必强分。将内伤杂病与外感伤寒统一，且以三阴三阳为纲领框架，合而论述，乃王好古《医垒元戎》学术思想的核心内容，是对《伤寒论》研究的一大贡献，极富创新性，为后世医家主张《伤寒论》诸方兼治杂病学说开了门径。

（1）六经内外一统论的理论渊源

任何科学理论的发展，都是建立在前人成就基础之上的。王好古博古通今，崇尚并精通《黄帝内经》《难经》《伤寒论》等古典医籍，其学术思想不是无本之木，而是有着深远的历史渊源。

王好古在深入研读张仲景《伤寒论》及越人《难经》的基础上认为，《伤寒论》所论，言天令之暴至者也；《难经》之论，论杂病而久疾者也。伤寒从气而入，杂病从血而出。至其传变规律，《难经》先少阳、次阳明、次太阳，自有形传无形，是邪从内向外传；《伤寒论》先太阳、次阳明、次少阳、次太阴、次少阴、次厥阴，从无形而传有形，是邪自外向里传。仲景、越人言本两途，非相违背，实则合二为一。究其实质，伤寒、杂病虽有外感、内伤之别，但均伤及脏腑、经络、气血，使人体的阴阳失调而发病。

王好古进一步指出，无论外感伤寒，还是内伤杂病，在其发病过程中总是相互影响，相互牵掣；外感可导致内伤，或内外同病；内伤可导致外感，或外内同病；而治疗伤寒和杂病的方药亦是活法在人，相互贯通；据外感与内伤主次矛盾之不同，采用标本缓急之法，或内主而兼外或外主而兼内。与之相呼应，王好古在《医垒元戎》卷末"论伤寒杂病分二科"中，加以归纳性总结"世之治伤寒有法，疗杂病有方，是则是矣，然犹未也。吾谓治杂病亦有法，疗伤寒亦有方，方即是法也，法即是方也，岂有异乎？要当全识部分、经络、表里、脏腑，岂有二哉？以其后世才智之不及古也，所以分伤寒杂证为二门，故有长于此而短于彼者，亦有长于彼而短于此者……试以伤寒杂病二科论之，伤寒从外而之内者，法当先治外而后治内；杂病从内而之外者，法当先治内而后治外；至于中外不相及，则治主病，其方法一也，亦何必分之为二哉？大抵杂病之外不离乎表，伤寒之内不离乎里。表则汗，里则下，中则和，不易之法也，剂之寒热温凉在其中矣"。其明示将伤寒外感病与内伤杂病合一而论的原因，即无论伤寒，还是杂病，都会导致人体的"部分、经络、表里、脏腑"受病。伤寒虽为从外感邪，杂病虽为从内而发，但两者可以相互影响，伤寒传变入里可成内伤杂病，杂病亦可同时外受伤寒之邪。或由外达内，或由内至外，无非是殊途同归，导致人体正气的损伤，即所谓"杂病之外不离乎表，伤寒之内不离乎里"。因此，内伤与外感不是互不相关、各自分立的，而是相互牵涉、相互传变的，伤寒与杂病最终都会损伤人体的正气。既然外感病与内伤病有如此密切的关系，王好古以强调人体的内因为前提，把伤寒外感与内伤杂病有机结合起来，并创造性地以六经为纲领，内外相融合，辨证论治，从而形成了独具创造性的六经内外—统论框架模式。

六经内外一统论，实以六经为纲领，统论外感与内伤，这样极大地拓展了张仲景伤寒六经分证的应用范围，把众多杂病也包括在六经之中，并补充了治疗杂病诸方。如他在太阳证中，列十全大补散以治虚劳，易简杏子汤以治咳嗽，易简胃风汤以治泄泻等。在阳明证中，补列了易老门冬饮子，以治老弱虚人大渴；海藏五饮汤以治痰饮；海藏已寒丸以治阴证；地黄黄连汤以治血分之热；增损理中丸以治结胸等。少阳证中，补列了易简参苏饮，以治感冒发热头痛；《活人》治妇人伤寒妊娠服药例，万病紫菀丸以治腹痛痃癖等。在太阴病中，补列了理中汤加减例，平胃散加减例。在少阴证中，以海藏调胃白术泽泻散治水臟等。在厥阴证中，列四物汤加减例，以治妇人月水不调；苦楝丸以治奔豚、小腹痛；虎睛丸治小儿惊风壮热；钱氏温白丸治小儿冷疳、洞利、吐泻等。可见，王好古欲以六经通论百病，范围囊括内、外、妇、儿诸科，故此《医垒元戎》称得上是一部医学百科全书。

（2）伤寒、杂病六经分治的指导原则

王好古关于伤寒、杂病的分经治疗，非常强调求本、求责、扶正祛邪及分清先后主次；务求在复杂多变的疾病现象中，抓住疾病的本质；按照发病的时间、疾病的病位，有针对性地选方用药；以祛邪扶正、协调阴阳，使脏腑、经络恢复正常的生理功能，从而达到治愈疾病的目的。

①治病求本：王好古认为，"治病必求其本"，求本就是推求事务的本源。以病因和症状而言，病因为本，症状为标；以先病、后病之脏腑、经络而言，先病者为本，后病者为标；以邪正而言，正气为本，邪气为标；以新病、旧病而言，旧病、原发病为本，新病、继发病为标。

针对病因以治本。王好古在临证时，务求明其病因，以治其本，只有祛除病因，才能愈疾。王好古以对疼痛的治疗为例说明，"假令痛在表者，实也；痛在气血者亦实也。在表者，汗之则痛愈；在里者，下之则痛愈；在血气者，散之、行之则痛愈"（《此事难知·卷下·痛随利减》）。

辨邪正以治本。在疾病过程中，正气为本，邪气为标。对正虚而外感寒邪者，强调补正气之虚以治本。比如内有积寒伤冷，已见阴脉者，当先治本虚，即使兼有外感风寒，亦独温其里，不需发表。因为寒伏三阴经，治疗皆温热之剂，寒邪一散，表寒不治而愈。

辨先后病以治本。在伤寒、杂病的传变过程中。先病者为本，后病者为标，王好古主张先治其本，后治其标。比如，外感病之腹痛，王好古主张疏解在表之邪，邪去则正安，即"大抵治病，必求其本。如知从太阳来，故以太阳为本也"（《此事难知·卷下·治病必求其本》）。所以，王好古主张以桂枝汤加味，使营卫调和，风寒散尽，腹痛自愈。

②治病当求其责：伤寒、杂病不论病情如何复杂，必有主病之经或脏腑。治病当求其责，即是治主病之经或脏腑，这也是王好古六经统论伤寒

和杂病理论的支撑点。王好古主张"假令治病，无问伤寒、蓄血、结胸、发黄等病证，并一切杂症，各当于六经中求责之"（《此事难知·卷下·治病必当求责》）。明确指出了伤寒、杂病均应治其主病之经。比如黄疸，兼有头疼、腰膝强痛、恶寒者，当责之太阳经；黄而兼身热、目痛、鼻干、不得卧者，当责之阳明经。其余诸证，皆仿此意。

此外，在伤寒、杂病的传变过程中，如病从手经传入足经，以治手经为主；由下而传上者，以治下为主；由表里相传者，当治先受病之经；由脏腑之间传变者，当治先病之脏腑。各种虚实之证，可按母子之间的关系，以责其先受病或主病之脏腑，或虚则补其母，或实则泻其子，视病之所由来，以求责而止之。

③补虚与祛邪：疾病过程中，正邪力量的消长决定疾病的发展和转归，邪胜则病进，正胜则病退。所以在疾病的治疗过程中，补虚和祛邪是一个问题的两个方面。王好古在治疗疾病时，着重强调了补虚的重要作用，主张"欲泄其邪，先补其虚"，在补虚时尤其重视温补脾肾。

在补虚与祛邪的应用方面，王好古主张，病之初时治以祛邪为主，使轻浅之邪速去而不致内传；病之较久，邪气较深，补虚与祛邪并重，即"养正祛邪相兼济而治之"。邪气偏多者，祛邪多于扶正药；病久不愈者，重在补虚，用"宽缓"之法以治之，即用性平无毒之药而缓治，以益气、养血、安中，使正复而邪去。

④伤寒、杂病分经治疗有先后：伤寒、杂病由于病因不同，传变规律有异，在治疗时有先后之别。伤寒传变，由表入里，故伤寒始得，当先治其表，表邪除则无内传之虞。杂病传变，由里出表，故治杂病当先治里，里病除则无干表之虑。正如王好古所说：伤寒"从外之内者，治其外；若盛于内者，先治外而后治内。"杂病"从内之外者，调其内；若盛于外者，先治内而后治外。"（《此事难知·卷上·问妇人经病，大人小儿内热潮作、

并疟疾寒热，其治同否》）至于中外不相及者，以治主病为准则。就一般规律而言，表病传里，必干脏腑；里病传外，必干于表。因此，王好古反复强调"伤寒、杂病当于六经中求责之"，只是由于先后受病之部位不同，治疗亦应有先后。

至于内伤杂病与伤寒并病者，根据发病之先后，病情之轻重，权衡利弊，灵活治疗。先外感，后内伤，外与内而合病，如内伤较重，当先治内伤之重者，后治外之轻者。因为内伤不愈，脏腑虚损，气血耗伤，无力抗邪，表邪必不能除。因此，王好古主张"先治内之重者"，内伤愈，脏腑调和，气血充盛，在表之邪"轻治之即愈"。如先有内伤，后感邪而外伤者，如外伤较重，当先治外之重者，后治内之轻者。因在表之邪不除，邪气循经内传而干脏腑，至内伤愈重，气血欲虚，邪必不除，故王好古主张"先治外之重者，后治内之轻者"。至其内外俱重，内外俱轻者，根据情况"可先者先治，从其所并者并治，次第不失，万举万全矣"。

至于内外兼邪的治疗，王好古认为，必须注意以下两点：如内伤而兼有外邪者，不可用寒下之法，若用寒下则"易陷经邪于内"；治外感而兼有内伤者，不可用辛热发汗之剂，若用之，易致中下二焦之阳气浮越于外，而有"元阳中脱"之虞。至于其他内外相合的病证，先治、后治均依上法。

（3）六经内外一统论的不足

王好古以六经统论外感、内伤诸病，这种分类方法与理论框架自有其道理。自张仲景创六经分证以论伤寒外感以来，因其理论上的合理性与临床上的实用性，后世医家一直沿用此法以辨治伤寒外感病。王好古一方面继承这种传统的外感辨治方法，另一方面则大胆创新，将内伤诸杂病的辨治纳入于六经分证体系，这实是一种创举。因为十二经既有所属脏腑，又有循行路线和布散区域，疾病的发生往往与脏腑相关，病位在于人体或深或浅的某一部位。以六经通论内伤、外感，就将易水学派所倡导的脏腑辨证与伤寒学派所倡导的六经辨证有机地结合在一起，使内伤杂病的治疗也能够像以三阳、三阴六经分证来治疗伤寒外感病那样，赋予了简明直观、层次分明的特点，具有一定的临床实用性，不仅大大地拓展了张仲景六经辨证的论治范围，同时对于易水学派的推广和发展也起到了一定的积极作用。

但是就像任何理论创新之初都有其不完善之处一样，六经一统论亦不例外。王好古认为，伤寒外感与内伤杂病相互影响，相互牵掣，不能截然划分，故力倡以六经贯穿内外一统论。王好古根据六经所络属脏腑之不同，将属于同一经的病证归纳在一起。如王好古在阳明经中补列泻心汤诸证，其理由为"以其心下痞，故入阳明例，又况服栀子、黄芩、黄柏、大黄为上经之剂，安得不列阳明乎"？似觉有理。但是内伤杂病，病因繁多，病机复杂，未必能把所有病证都按某一脏或腑病变归类，故王好古把内伤诸病纳入六经分证中，也有许多不甚合理、归经不当，甚至牵强和模棱两可之处。如将用于治疗虚劳阴阳气血诸不足的十全大补散证列于太阳经中；将炙甘草汤证列于阳明经中，其理由为"此本太阳证，当列于太阳条下。胞者，肺之府也，故入阳明例"；将"治鼻塞不通、肺气不利"的增损防风散证，列于少阴经中等。

也有一些内容的分经，王好古自己也感到左右为难，不好截然划分。如他论大生姜丸治呕哕，便指出"今此呕哕诸证汤丸等剂，虽属于胃，姑列于太阴条下"。脾胃同为后天之本，共主中焦气机，脾升胃降则气机顺畅。若脾病或胃病，或脾胃同病，皆可导致升降乖戾，气机上逆，发为呕哕。因此，王好古姑且把此证放于太阴例中。

又如，王好古自身亦意识到太阳、阳明、少阳三阳分证，不能归纳所有阳经病证。特列"三阳拾遗例"以补充其不足。如王好古把认为阳明少阳合病的调脉汤证、太阳阳明合病的六物麻黄汤证、太阳少阳合病的七物柴胡汤证列入三阳拾遗例中；把病因病机复杂的百合病、感应丸证等病证亦列入其中。

《医垒元戎》创造性地以六经统论外感伤寒与内伤杂病，独具开拓精神，这是对中医学的一大贡献，为后世医家主张伤寒兼治杂病说开了门径，在理论的层次上大大拓展了六经辨证的应用范围。后人所谓的"六经钤百病"，实在是代王好古之言也。

3. 其他成就

（1）重视伤寒治禁

王好古的《医垒元戎》，开篇即论"伤寒不可汗、不可下、不可吐诸证"，冠于六经分证之前的卷首部分，足见他对伤寒治疗禁忌的重视。王好古首先据张仲景《伤寒论》，提纲挈领地指出："大法春宜吐、夏宜汗、秋宜下，凡用发汗及吐下汤药，皆中病即止。"即治病当根据四时季节更迭，人体阴阳盛衰的变化，因时制宜，且应中病即止，以免药过伤正。之后，用大篇幅详细列举《伤寒论》诸不可汗、吐、下之证，并做了深入的剖析。最后，指出何以如此强调不可汗、吐、下之由，"不可汗、不可下、不可吐三法，利害非轻，前人多列六经后。大抵医之失，只在先药，药之错则变生；若汗下不瘥，则永无亡阳、生黄、蓄血、结胸、痞气及下痢、洞泄、协热利、痉急、虚劳等证生矣。以其如此，故录大禁忌于前，使医者当疾之初不犯也"。

王好古认为，医者研习《伤寒论》，必须首先明了不可汗、吐、下诸禁。医者临诊用药，当详辨其证，谨慎处方，切忌妄用汗、吐、下法，否则变证丛生，贻害众生。王好古的这一伤寒学观点，至为恳切，且直指时弊，在当时研究伤寒之学是一首创。自张仲景于《伤寒论》列不可汗、不可下、不可吐诸证于六经之后，历代伤寒诸家及世医，大都重视六经证候研究，而对禁忌却重视不够，渐至忽略。王好古针对这一流弊，展现出以学术争鸣为风尚的金元医家的魄力，提出正治与禁忌的学习是同等重要的，是研究伤寒之学的两个方面，不可偏废其一。

（2）倡导本虚受邪说

①肾阴亏虚，感受寒邪：王好古非常重视肾阴亏虚在伤寒发病方面的作用，认为伤寒病的病因，一方面是感受外界的寒邪，但更重要的还是肾水的涸竭。因为肾水涸竭，春季阳气生发，肝木旺而无水滋荣，故为温病。正如王好古所说："冬伤于寒，春必病温，盖因房室、劳伤与辛苦之人，腠理开泄，少阴不藏，肾水涸竭而得之。无水则春木无以生发，故为温病。长夏之时，时强木长，因绝水之源，无以滋化，故为大热病也，伤寒之源如此。"（《此事难知·卷上·伤寒之源》）王好古的观点，承袭了《黄帝内经》"精者，身之本也。故藏于精者，春不病温"之论。

②肾阳虚损，卫外不固，感受寒邪：王好古认为，人肖天地而生，冬季气候寒冷，"人之阳气俱藏于一肾之中，人能不扰乎肾，则六阳安静于内，内即得以安，外无自而入矣"。强调了肾阳在发病中的重要作用。如能在冬季固护肾气、命门，"少阳得藏于内，腠理以闭拒之，虽有大风苛毒，莫之能害矣"。王好古强调指出："腠理开则少阴不藏，惟房室、劳伤、辛苦之人得之。""此伤寒之源，非天之伤人，乃人自伤也。"（《此事难知·卷上·冬伤于寒春必温病》）突出说明了肾阳亏虚是发病的主要原因。

③内伤脾胃虚损，外感风寒：人以胃气而生，故称脾胃为后天之本，气血生化之源。脾胃无虚，"正气存内，邪不可干"，脾胃一虚，百病由生。王好古在论述伤寒之病因时，非常强调脾胃亏虚在发病中的作用。他说："饮食不节者，或饥，或饱，或冷，或硬……心腹之逆满，或隔，或痞，此皆伤于阴也。"此即内伤，亦是伤寒发病的先决条件。或"旧有冬伏之寒邪在经"，至春夏之季，易感风寒之邪。"伤于阳者，则邪气外并；伤于阴者，则邪气内并，新伤引出旧伤也"。邪气外并，则伤于太阴之经，即太阴阴经

证；邪气内并，则伤于太阴脏，即是寒邪直中太阴。以上两种情况都是新伤引动旧伤。"四季之中，有一日两伤者，有一日并伤者"，内外相和之变，不胜枚举。王好古重视脾胃虚损在发病中的重要作用，与李杲"百病皆由脾胃虚衰而生"的观点一致，表现出易水学派一脉相承的学术渊源。

④非时之气外感——冬行秋令：自然界的六气更替，是万物生存的必要条件，但如果气候剧变，非其时而有其气，也是伤寒病常见的病因之一。王好古认为，伤寒病的发生常常是因为冬行秋令，即冬季应寒而反温，亦即运气学说中"至而未至"。这种异常的气候，常使人罹患伤寒。正如王好古所说："冬伤于寒者，冬行秋令也，当寒而温，火盛而水亏矣。水即已亏，则所胜妄行，上有余也；所生受病，木不足也；所不胜者侮之，火太过也；火土合德，湿热相助，故为温病。"（《此事难知·卷上·冬伤于寒春必温病》）说明了冬应寒而反温，会引起人体阴阳失衡，脏腑失调而发病，强调非时之气在外感发病中的作用。

总之，王好古研究伤寒的病因，非常重视本气虚在发病中的重要作用，尤其重视脾肾虚损在发病中的重要性，对后世温补学派的影响很大。

（3）论证灵活多变

由于王好古以儒业医，有较为深厚的文字功底，故其医著文笔流畅，论证形式灵活多样，富于变化。如王好古对某些方证，按先方、后证、次药、末煎服方法的编写体例论之，即先列某方于前，指出所主病证，后列药物组成、剂量，并说明煎服方法，对于临床效方、名方还附有随证加减例。如王好古在《医垒元戎》太阳证篇中，论金匮黄芪建中汤，言"金匮黄芪建中汤，治虚劳里急诸不足，宜此方主之"，后列方剂组成及用量，"黄芪、桂枝、生姜切各三两，芍药六两，炙甘草二两，胶饴一升，大枣十二个，擘"，并说明煎服方法，"上七味，咬咀，以水七升，先煮六味，取三升，去滓，内胶饴，令消，温服一升，日三"。最后，附有随证加减例，即"若呕者，加生姜；若腹满者，去枣，加茯苓四两；若肺虚损不足痞气，加半夏五两"。与张仲景先证后方的论述体例相比较，这种论证方法更为实用，能够使后学者通过研习此书，对某一方剂所包纳的具体信息一目了然；且所述煎服方法及随证加减例甚为详细，非常切合临床实际。

王好古论大补十全散亦别有特色，首附歌诀："参芪术苓草，芍地桂归川。三五钱秤用，生姜枣水煎，妇人虚弱用，名美号十全。"后指出主治症状，如"男子妇人诸虚不足，五劳七伤，不进饮食，久病虚损，时发潮热，气攻骨脊，拘急疼痛，夜梦遗精，面色萎黄，脚膝无力，喘咳中满，脾肾气弱，五心烦闷，并皆治之"。这种灵活多变的论述方法，在《医垒元戎》中不止一处，且形式多种多样，不拘一格，不落俗套，不泥陈规，字里行间充满生气，可读性大为增强，使后世习医者更易接受其理其论。王好古论此方证的另一不同之处在于，通过详细剖析组方及渊源来阐释病机，其在文中写道："桂、芍药、甘草，小建中汤也；黄芪与此三物，即黄芪建中汤也；人参、茯苓、白术、甘草，四君子汤也；川芎、芍药、当归，四物汤也。"大补十全散中，桂、芍、草乃小建中汤，调补阴阳；加黄芪大建中气；参、苓、术、草乃四君子汤，补气之虚；芎、芍、归乃四物汤，补血之亏。通过对药物的组方规律及方剂的化裁渊源，王好古概括其病机为"以其气血俱衰，阴阳并弱，天得地之成数"。故大补十全散是治疗由于人体阴阳气血诸不足所致的虚劳专方。这种以药测方、以方求源的论证法，在《医垒元戎》中时有出现，亦是此书论述形式多样化的一种体现。王好古不愧以儒者从医，造诣深厚，善于将医学之理驾驭于文笔之中，使自身理论发扬后世。

又如，王好古在《医垒元戎》阳明证中，谈及麦门冬汤治劳复证时，首将该方证与阳明经热证从病机和用药两方面进行了鉴别。劳复麦门冬汤，其方组成为麦门冬一两，甘草二两，粳米半合，并指出该方"治劳复欲死，人气欲绝者，用之有效"。其病机为劳复气阴大亏，故用炙甘草、粳米培补正气，麦冬养阴生津，气阴得充，则劳复得愈。继而，王好古又指出"此方不用石膏，以三焦无大热也"。本方证由于气阴两竭，气不行津，津无所化，无以上奉，故可见唇干欲饮，但与火热炽盛，充斥内外，津伤口渴的阳明经热证有本质的区别。前者正气大亏，后者邪气盛实，不可不辨。若虚实不知，以苦寒泻火之石膏去疗气阴欲竭之危候，徒伤阳气，无异于雪上加霜。因正气欲亡，故可加人参大补元气。正如王好古所云："兼自欲死之人，阳气将绝者，故不用石膏。若加人参，大妙。"

再如，王好古论生地黄黄连汤，有两个特点：一是对该方证与大承气汤证从病机及证候方面进行鉴别比较。大承气汤组方为大黄、芒硝、厚朴、枳实。方中大黄、芒硝泻下通便，更加厚朴行气通便，枳实破气导滞，故好古称"大承气汤，气药也"。究其病因，乃太阳表邪入于阳明之里，邪热与燥屎互结，肠腑气滞不通，故王好古认为大承气汤"自外而之内者用之"。生地黄黄连汤，由川芎、生地黄、当归、赤白芍、栀子、黄连、黄芩、防风组成。方中赤白芍、生地黄凉血，当归调血，川芎、防风行气运血，气行则血行，芩、连、栀子苦寒泻火。故王好古称"生地黄黄连汤，血药也"。究其病因，为血热内里，鸥张于外，故王好古认为生地黄黄连汤"自内而之外者用之"。若血热炽盛，燥结肠腑，大便不通者，亦可加大黄泻下通便，此又是灵活加减之法，故王氏又云："若脉实者，加大黄下之。"继而，王好古又讨论了"气血合病"的治法。若病由气及血者，气乃病之本，当先治气，故王好古云："自气而之血，血而复之气，大承气汤下之。"若病由血及气者，血乃病之本，当先治血，即"自血而之气，气而复之血，地黄黄连汤主之也"。最后，王好古又指出，二者均为热证、实证，故皆可出现"不大便"，但是病因病机迥然有异，治法更是有别，故提出予以警示。二是提出了气证与血证，气药与血药之别。王好古认为，大承气汤为气药，入气分，治气证；生地黄黄连汤为血药，入血分，治血证，这种观点非常具有创见性。

（4）探幽索微以彰仲景之义

《伤寒论》成书年代久远，文深意奥，读之未易洞达其意旨，王好古在李杲的指导下，刻苦钻研，历经几十年，终于有所建树，并著成《此事难知》。该书是王好古研究《伤寒论》的专著，共载心得体会百余篇，以通俗易懂的文字，设为问答的形式，阐释张仲景的深奥旨意。对昭彰张仲景之学，推广、普及《伤寒论》做出了卓越的贡献。现略举数例如下。

①释桂枝汤之"发"字：桂枝汤是《伤寒论》中的重要方剂，张仲景用于治疗太阳中风证。张仲景强调"当以汗解""复发其汗""先其时发汗""当须发汗""更可发汗"；但又说无汗不得服桂枝，汗家不得重发汗，发汗过多者，却用桂枝甘草汤是闭汗也。同论桂枝汤，一药两说，似有相悖义，王好古首先从桂枝汤的药性加以分析："本草云：桂枝辛甘，热，无毒，能为百药长，通血脉止烦。出汗者，是调血而汗自出也。"再以桂枝汤的功能加以解释，"用桂枝汤调和荣卫，荣卫既和，则汗自出矣，风邪由此而解，非桂枝能开腠理，发出汗也"。以桂枝汤的功能，解释桂枝汤治疗太阳中风证的发汗作用，非常简明扼要。王好古尤恐人们不能理解，再次强调指出："凡桂枝条下言'发'字，当认作'出'字，是汗自然出也。非若麻黄汤能开腠理，而发出汗也……故后人用桂枝治虚汗，读者当逆察其意则可矣。"王好古如此不厌其烦地阐释桂枝汤发汗的机理，使人易于理解张仲景文中的隐义奥理，对启迪后人，推广伤寒学说，大有裨益。

②释阳邪入阴可用下法：王好古对阳邪入阴可用下法的解释，更简洁明了。他首先设问"如何是入阴者可下"？答曰："阳入于阴者可下，非入太阴、少阴、厥阴之三阴也。实为入于三阳，此三阳并非太阳、阳明、少阳经。乃胃、大小二肠之三阳也。三阳皆为腑，以其受盛水谷，传导有

形，故曰入于阴也。仲景云：已入腹者可下，*此之谓也*。"(《*此事难知·卷上·如何是入阴者可下*》)所以将胃、大肠、小肠称为阴，是由于胃与大肠、小肠位于腹里，与体表之经络相对而言，腹为阴。从另一方面讲，经络中输送气血，而三腑之中传导糟粕，一清一浊，浊者为阴。故称胃和大肠、小肠为阴。王好古寥寥数语，即可昭彰张仲景隐奥之义，读之实在令人叹服。

③拓展五苓散治疗范围：张仲景用五苓散治疗邪入膀胱之蓄水证。王好古称"五苓散为下药"，因五苓散可以化气行水，以泄太阳膀胱之蓄水，故又称"五苓散为太阳里证之下药也"。如果邪气在经，居于表，则用发汗法。邪入太阳之腑，膀胱气化不利，水液内停，邪居于下，"下则引而竭之，渴者，邪入太阳之本也，当下之，使从膀胱出也"。说明五苓散利小便，可使水邪从下而出，故称"五苓散为下药也"。

王好古认为，五苓散可以泄膀胱之热邪，主要用于"肾燥膀胱热，小便不利，此药主之。小便利者，不宜用。然太阳病，热而渴，小便虽利，亦宜五苓散主之"(《*此事难知·卷上·五苓散为下药*》)。王好古又将五苓散用于泄热，视为可以祛邪外出的"下药"。此外，王好古还用五苓散清泄湿热，他认为"酒毒，小便赤涩，宜五苓散"。在长期的临床工作中，王好古还将五苓散用于泄寒毒。他认为，外感寒邪在经，即使不入膀胱腑，亦可用五苓散治疗，以引寒毒入于本道，而泄其寒邪。正如他说："桂枝，阳中之阳；茯苓阳中之阴，相引而下，入于本道出邪气。"除以上三例外，王好古还对后人学习《伤寒论》容易发生误解之处，及张仲景文中隐而未发之奥旨，都详加阐释，如"太阳禁忌不可犯""问三焦有几""问两感邪从何道入""狂言谵语郑声辨""辨内外伤""伤寒杂证发热相似药不可瘥"等，共百余论。

综上所述，王好古研究《伤寒论》博极精研，力求探幽发微，用深入浅出的文字加以解释，以昭彰张仲景之义，使后人能明伤寒之理，知伤寒之用。对伤寒学说的普及与推广，做出了卓越的贡献，可谓仲景之高徒，医门之功臣。

（二）对本草学的研究

在中医药学发展史上，易水学派可谓是对中药学理论发展起到重要作用的一个学派。其突出贡献主要体现在药类法象理论、药物归经理论、脏腑辨证用药理论三个方面。就易水学派的药学理论而言，张元素当为开拓者，李杲属承前启后者，而王好古则是归纳总结之集大成者。

1. 药类法象理论

（1）药类法象理论渊源

药类法象理论，初步形成于宋代，兴盛于金元时期。"法象"为中国古代哲学术语，是对自然界一切事物现象的总称。清·王夫之《张子正蒙注·太易》谓："天下之变不可测，而不能超乎大经，大经之法象有常，而其本诸心之不二者，变化该焉。"说明法象是指世间所有事物外在的、可被人观察到的现象，而这些现象总是处于不断变化之中。至北宋开始将"法象"这一哲学概念运用到药学中，当时受到宋儒理学的影响，大兴探讨药理之风。北宋末年的《宋徽宗圣济经》，可谓较早且较完整的记载药类法象理论的著作，在其"药理篇"一卷中就反映出当时的医药学者，观察动植物之本性，探究物理造化之玄机，总结出"万物皆有法象"的思想，并对药物的药理作用进行推衍。

药类法象，是中医学用以探索药物作用和疗效机制的一种理论模式。其特点是把药物的基本功能、功效应用与药物气味厚薄、质地色泽、采收时节、入药部位和药材生熟应用等不同方面联系起来，形成物从其类、同类相求、同形相趋的法则，认为药物的功用是由其形、色、味、体、质、所生之地、所成之时等自然特征决定的，并以此指导临床用药，称之为用药法象。

①药类法象的基本理论：最早将法象概念运用到中药学，并进行系统阐述的论著，当数成书于北宋政和八年（1118）的《宋徽宗圣济经》，此书提出了药类法象的基本理论框架，其主要观点如下。

第一，气味自然，率不过五：这是此书药类法象理论提出的第一个观点，即"天之所赋，不离阴阳。形色自然，皆有法象"。认为事物的形色等现象是自然生成的，谷、果、畜、菜、药的气味也是物象之一，因此，也是自然形成的。"本乎地者味自具，本乎天者气自彰"，各种动植物、药物都必须先有其象，而后被人们所利用。因此，万物"皆有明理，可视而知，可听而思。以之养生而治疾，以之防患而刈灾，贵夫深究而博识焉尔"。人们只有充分了解它们的自然属性，才能自如用以养生、治病、防患、消灾。但是，自然万物虽然多种多样，各不相同，可大致上以五行来分类，如谷果畜菜药可以五行分类，它们之五味、五气也可以五行分类，这样就比较容易掌握。如"空青法木，色青而主肝；丹砂法火，色赤而主心；云母法金，色白而主肺；磁石法水，色黑而主肾；黄石脂法土，色黄而主脾。触类长之，莫不有自然之理"。就是说，空青其色青属木，有明目益肝之用；丹砂色赤属火，有养心安神之用；云母色白属金，有补肺之用；磁石色黑属水，有补肾之用；黄石脂色黄属土，有补脾之用。触类旁通，药食均有自然之理，为医者必须明确掌握。

第二，圣人法物象以制字命物：世间万物的现象是自然形成的，而非人为。因此，古代的药物学家为各种动植药物命名，也不单纯凭借个人的智慧，而是仿效自然之理来做的。如"桂犹圭也，宣导诸药，为之先聘，若执以使。梅犹媒也，用以作羹，能和异味而合"，即桂寓意为"圭"，因古人婚聘，先要用圭预测是否匹配，然后才下聘，而桂有宣导诸药的作用，用于诸药之先，故而称为桂。梅寓意为"媒"，梅用以作羹，能起到调味作用，如同媒人在男女两方之间所起的调节作用，故以梅称之。此外，又如芎藭有"穷穹"之义，因其气上而疏达，穷治脑疾；萆薢有"痹解"之义，因其能治湿痹而解散百节诸风，云云。

第三，定名辨实：药物使用十分重要的一点，就是定名辨实。定名辨实的关键，是如何去认识万物的法象。

同质异性，是指同一种物质来源，但具有不同的气味。如菊花的品种不同，可分为甘菊花、苦菊花两种。又如，"蜜成于蜂，蜜温蜂寒；油本于麻，麻温油寒"。由于气味不同，即便是物质来源相同，其功用亦不尽相同。

名异实同，是指两种药物名称不同，其原物质来源相同，或功效也有类似。如"硝异名而其性近，姜异名而其质同。附子、乌喙一本也，故气味相类；蜀漆、常山一体也，故治疗相通"。就是说，硝有朴硝、芒硝之异名，二者均为攻下之物，药性相近。姜有干姜、生姜之不同，二者均来自于原植物姜。附子与乌喙，是同一种植物的不同部分，二者气味基本一样。蜀漆与常山是一种植物的不同生长时期，二者在治疗时可以通用。

各禀正气，是指药物某种特定的品性，或因其原生物的属性而具有某种特性可用以治病。如"腊雪凝至阴之气可以治温，忍冬禀不凋之操可以益寿。牛溲下水，乃土之所胜；豕足逐热，乃水之所胜"。即指腊雪凝集了冰雪至阴之气而成，故具有极其寒凉的药性，可以治疗温病。忍冬藤四季不凋，多年生长，作为药物可以把这种特性转移给人而使人长寿。五畜之中，牛属土，五行之中，土能克水，故牛溲有利水作用。猪属水，水能克火，故猪脚有清热作用。

或托异类，是指药物可以接受其生长环境中某种其他物质的特性而形成本身的药性。如"车前生于牛迹，可以利水；苁蓉生于马沥，可以补中；络石络于石，可以却老；蕈生于槐，可以治风"。即谓车前生长于牛足蹄迹中，接受了牛的特性而能利水。苁蓉生长于马尿滴沥之处，接受了马的特性而能补中。络石藤缠绕着石头而生，接受了石头的特性而能益寿。蕈寄生于槐树上，接受了槐树的特性而能治风。

物化之未渝，是指事物发生变化之后，却依然保持原来的性质，没有发生变化。如"铅丹以其铅之性未变，故可染发。蚕砂以其桑之性未变，故可治风。败席治筋者，以人之气所渍。蓝布解毒者，以蓝性之尚存"，即是说铅可用于染发，丹是由铅炼成的，但仍然保持铅的特性，故也可以染发。桑可用于治风，蚕沙是蚕食桑叶之屎，仍然保持桑的特性，故也可以治风。旧席用于治疗筋病，是因其久受人气之渍；蓝布用于解毒，是因其保留了蓝草解毒之性。

物宜之相戾，是指同一种药物对不同客体所起的作用是不同的。如"矾石杀鼠，桑蚕食之则肥……马得杜衡而健，若原蚕则在所禁。羊食钩吻则肥，若蹢躅则非所嗜。由是见物宜之相戾"。即言矾石能够杀鼠，但在蚕室用矾石，却可使蚕长得更好。杜衡、钩吻均非补益之品，但马吃了杜衡则健，羊吃了钩吻则肥。而原蚕虽非大毒之物，但对马来说却是有害的，应该禁食；蹢躅对羊来说，也不是合适的食物。

正因为有以上各种不同的情况，在药物的具体使用时容易产生混淆，所以一定要注意定名辨实。

第四，性用有尽，制变无穷：天下可供使用的药材也许是有限的，但只要"穷天地之妙，通万物之理，其于命药，不特察草石之寒温，顺阴阳之常性而已。以谓物之性有尽也，制而用之，将使之无尽。物之用有穷也，变而通之，将使之无穷"。制变之用，有以下四种不同的情况。

因其性而为用，是指利用药物的特性来治疗疾病。如"蝉吸风，用以治风；虻饮血，用以治血；鼠善穿，以消腹满；獭善水，以除水胀"。又如，鸢特别善于乘风而飞，故可用以治疗风邪导致的头目眩晕；鱼特别善于水里潜游，故可用以治疗水肿。蜂房是蜂蜡制成的，久经蜂渍，故可用以解蜂毒，治蜂螫。鼠妇生于潮湿之地，尤其耐湿，故可用以利水道，去水湿。所谓因其性而为之用即指此。

因其用而为用，是指由事物的日常用途，推演其效用以治疗疾病。如"车能利转，淬辖以通喉。钥能开达，淬钥以启噤"。也就是说，车以运转为用，故烧红的车辖以水淬之，此水可用来通利喉痹；钥以开锁为用，故烧红的钥匙以水淬之，此水可用开启口噤。此类用法还有以弩牙催产，取其箭发而速之用；以杵糠下噎，取其向下杵打之用。

因其所胜而为制，是指根据事物能克胜、控制其他某种事物的特性用以临床治疗。如"萍不沉于水，可以胜酒。独活不摇于风，可以治风。鸬鹚制鱼，以之下鲠"。即言浮萍生长在水面上，有制水的能力，故可以解酒；独活在风中不会动摇，有耐风的能力，故可以治风；鸬鹚善于捕鱼、食鱼，有消融鱼骨的能力，故鸬鹚涎水可用以治疗鱼骨刺鲠喉。

一物之性有不同，是指同一类药物的不同品种，甚或同一种药物的不同部位，有着不同的药性。前者，如"菜有葵，久食则性钝。果有栗，熟食则气壅"；后者，如"麻黄发汗，节不去乃以止汗。陈橘消痰，穰不除乃以致痰"。使用时应当十分注意。

根据以上的理论，药物的药性十分复杂。不明于此，则用药可能伤人，而充分认识之后，则可以加以利用。如"根茎花实之异性，草石骨肉之异宜，或相资而相养，或相胜而相制。如是而定君臣，如是而分佐使，如是而别奇偶，如是而审铢两，非达于理而明于权，鲜有不伤人之形者"（以上引文均出自《宋徽宗圣济经》）。

必须指出的是，上述药类法象学说为了套用当时的哲学理论，存有十分牵强的联系，反而混淆了药物本来的药性特点。书中甚至还有些属于迷信内容的谬误之处，如"桃虽果类，然木所兆，而神所藏"及"鹰制狐，以之祛魅"等。但是，作为一种古代不成熟的本草学思维，这也是不足为怪的。

易水学派，可谓是中国古代医家中最为重视药类法象理论，并加以发挥完善的学派，其创始人张元素的《珍珠囊》和《医学启源》、李杲的《东垣试效方》及王好古的《汤液本草》等著作，都论述了法象药理学说。很难确定易水学派的医家有无看到《宋徽宗圣济经》，将二者的药类法象理论相比较，显然有了很大的不同。易水学派的药类法象理论完全以临床实用为目的，理论思维始终不离中医药学术。简单来说，由于"药有气味厚薄，升降浮沉补泻主治之法，各个不同"（《医学启源·卷下·药类法象》），将每种药物的药性寒热、气味厚薄、升降浮沉、补泻主治、归经引经、随症用药加减、炮制修合的方法，结合阴阳五行理论进行分类，便是易水学派药类法象理论的主要内容，因此，他们的理论更富有临床指导意义。

②张元素对药类法象理论的贡献

第一，药物气味厚薄阴阳与药效的升降浮沉：药物气味理论，是中药学用以归纳药物的口感、嗅感与药性、药效关系的理论。所谓"厚"是指气味浓重，相对而言，"薄"指气味清淡。"升降沉浮"是指药物作用的趋向，向上、向外者为升浮，向下、向内者为沉降。阴阳的概念则比较广泛，可指药性，也可指药效。与中医学阴阳理论一致，药物阴阳是一对无限可分的范畴。关于气味厚薄阴阳与升降沉浮理论，早在《黄帝内经》中就有比较概要的论述。如《素问·阴阳应象大论》及《素问·至真要大论》中，均有以阴阳划分药物气味的理论。张元素继承了这一理论，并做了进一步发挥。他在《珍珠囊》中收录了113味药，对每一种药物都以气味厚薄为依据，分成"纯阴""纯阳""阴中微阳""阳中微阴""阴中之阳""阳中之阴"六类。如黄连、大黄为纯阴，防风、细辛为纯阳，连翘、黄芩为阴中微阳，当归、白术为阳中微阴，柴胡、白芍为阴中之阳，桔梗、猪苓为阳中之阴。而药物气味的阴阳属性，与作用之阴阳又是互相联系的。如"附子，气之厚者，乃阳中之阳，故经云发热；大黄，味之厚者，乃阴中之阴，故经云泄下。竹淡，为阳中之阴，所以利小便也；茶苦，为阴中之阳，所以清头目也"（《医学启源·卷下·气味厚薄寒热阴阳升降之图》）。

张元素之传人在继承这一理论的基础上，又进行了有益拓展，进一步将天地之阴阳与药物的气味结合进行阐释。如王好古《汤液本草》卷上载李东垣之《药类法象》云："天有阴阳，风寒暑湿燥火，三阴三阳上奉之。温凉寒热，四气是也，皆象于天。温热者，天之阳也。凉寒者，天之阴也。此乃天之阴阳也。地有阴阳，金木水火土，生长化收藏下应之。辛甘淡酸苦咸，五味是也，皆象于地。辛甘淡者，地之阳也。酸苦咸者，地之阴也。此乃地之阴阳也。味之薄者，为阴中之阳，味薄则通，酸、苦、咸、平是也。味之厚者，为阴中之阴，味厚则泄，酸、苦、咸、寒是也。气之厚者，为阳中之阳，气厚则发热，辛、甘、温、热是也。气之薄者，为阳中之阴，气薄则发泄，辛、甘、淡、平、凉、寒是也。轻清成象（味薄，茶之类），本乎天者亲上。重浊成形（味厚，大黄之类），本乎地者亲下。"

张元素对药物的升降沉浮尤为重视，他在《医学启源》一书中有关药理的阐述，首列"气味厚薄寒热阴阳升降之图"，并附以文字说明。其"用药法象"，就是依据药物的气味将药物的升降沉浮，进行阴阳五行的分类。如"风升生：味之薄者，阴中之阳，味薄则通，酸、苦、咸、平是也"，认为味薄之药属风类，为阴中之阳，其性上行，如春气上升，有升发之用，此类药物有防风、羌活、升麻、柴胡、细辛等。"热浮长：气之厚者，阳中之阳，气厚则发热，辛、甘、温、热是也"，认为气厚之药属热类，为阳中之阳，其性浮热，如夏气之长，有温热之功，此类药物有附子、干姜、川乌、良姜、桂枝等。"湿化成（中央）：戊土，其本气平，其兼气温凉寒热，在人以胃应之；己土，其本味淡，其兼味辛甘咸苦，在人以脾应之"，认为气平味淡之药属土类，中和者能容，因此，可有寒热温凉及辛甘苦咸气味之兼，能调和脾胃。如土气长养万物，有补养作用，此类药物有黄芪、人参、甘草、当归、熟地黄等。"燥降收：气之薄者，阳中之阴，气薄则发泄，辛、甘、淡、平、寒、凉是也"，认为气薄之药属金类，为阳中之阴，其性发泄，如秋气之燥，有清凉燥湿之功，此类药物有茯苓、泽泻、猪苓、滑石、瞿麦等。"寒沉藏：味之厚者，阴中之阴，味厚则泄，酸、苦、咸、寒是也"，认为味厚之药属水类，为阴中之阴，其性寒凉沉降，如冬气阴沉，有泻火通下之功，此类药物有大黄、黄柏、黄芩、黄连、龙胆草等。根据药性与四季气候的关系，张元素认为四季气候不同，在用药方面也当相应有所调整，他遵循《素问·五常政大论》"必先岁气，无伐天和"的精神，指出春天用药一般可加防风、升麻；夏天用药一般可加黄芩、知母、白芍；秋天用药一般可加泽泻、茯苓；冬天用药一般可加肉桂、桂枝。

　　张元素还认为，药物气味功效的阴阳升降不是绝对的，因而不能一概而论，必须根据具体情况具体分析。他说："升降者，天地之气交也。茯苓淡，为天之阳，阳也，阳当上行，何谓利水而泄下？经云：气之薄者，阳中之阴，所以茯苓利水而泄下，亦不离乎阳之体，故入手太阳也。麻黄者，为地之阴，阴也，阴当下行，何谓发汗而升上？经曰：味之薄者，阴中之阳，所以麻黄发汗而升上，亦不离乎阴之体，故入手太阴也。"他还对《素问·阴阳应象大论》"清阳发腠理，浊阴走五脏；清阳实四肢，浊阴归六腑"的理论进行了发挥，言"清阳发腠理，清之清者也；清阳实四肢，清之浊者也。浊阴归六腑，浊之浊者也；浊阴走五脏，浊之清者也"（《医学启源·卷下·气味厚薄寒热阴阳升降之图》），以进一步说明阴阳的无限可分性，即阴中有阳，阳中有阴。

　　第二，药物的升降补泻与加工炮制、煎服方法相结合：张元素认为，药物的加工炮制方法对药物的气味升降补泻作用有一定影响。如"黄连、黄芩、知母、黄柏，治病在头面及手梢皮肤者，须酒炒之，借酒力上升也；咽之下，脐之上者，须酒洗之；在下者，生用。凡熟升生降也。大黄须煨，恐寒伤胃气；至于乌头、附子，须炮去其毒也。用上焦药，须酒洗曝干。黄柏、知母等，寒药也，久弱之人，须合之者，酒浸曝干，恐寒伤胃气也；熟地黄酒洗，亦然。当归酒洗，助发散之用也"（《医学启源·卷下·药性生熟用法》）。可见，用酒对药物进行加工以改变其药性，是张元素最为常用的办法。

药物的气味厚薄与升降补泻的功效，还可受不同煎服方法的影响。张元素引用《素问·至真要大论》谓："补上治上制以缓，缓则气味薄；补下治下制以急，急则气味厚。"（《医学启源·卷下·制方法》）所谓"制以缓"，其在《珍珠囊》中释曰："病在上为天，制度宜炒、酒洗；煎药宜武、宜清，服之宜缓饮。""能远其表，剂小服而频，食后，使气味能远去表去上。"（《珍珠囊·制方之法》）可见，"缓"就是指用武火煎药，时间要短，使煎出的药汁比较清，服药应缓缓而服，小剂量多次服，并在饭后服，这样，就能使药物的作用在体内向外、向上发散开。相对而言，对"制以急"的解释为"病在下为地，煎药宜文、宜浓，服之宜急饮"，即指用文火煎药，时间宜长，使煎出的药汁比较浓，而且应快速服药，一次大量顿服，使药力集中向里、向下。如此诠释，拓展了《黄帝内经》理论的含义。

此外，张元素还论述了服药反佐的问题，提出根据病人的具体情况，或"以热治热"，即"病气热甚，而与寒药交争，则寒药难下，故反热服，顺其病势，热势既休，寒性乃发，病热除愈，则如承气汤寒药，反热服之者是也"（《医学启源·卷下·治法纲要》）。反之，对于病气过寒，与热药相争的情况，则可以采用热药凉服的方法，使患者易于接受。

第三，药物的气味功效与六淫为病的关系：张元素在继承《素问》七篇大论有关运气病证治法的基础上，认为六淫之邪是自然界的六气过极而成，可用五行来进行分类，而药物的气味也可用五行分类。因此，二者之间就存在某种联系。他说："夫木火土金水，此制方相生相克之法也，老于医者能之。"（《医学启源·卷下·五行制方生克法》）即指不同的病气，可根据五行的相生相克之理，来进行大致的药物选择，这是一个比较不容易掌握的原则，因而必须通过长期的临床实践才能灵活运用。

具体而言，风淫于内，治以辛凉，佐以苦辛，以甘缓之，以辛散之；热淫于内，治以咸寒，佐以甘苦，以酸收之，以苦发之；湿淫于内，治以苦热，佐以咸淡，以苦燥之，以淡泄之；燥淫于内，治以苦温，佐以甘辛，以辛润之，以苦下之；寒淫于内，治以甘热，佐以苦辛，以辛散之，以苦坚之。张元素为了后学能充分理解这一理论，还以"风淫于内"为例作了自注，他指出药物的酸苦甘辛咸五味，是与肝木、心火、脾土、肺金、肾水之属联系在一起的。"四时之变，五行化生，各顺其道，违则病生"。如风淫于内，一般产生肝之功能失常，肝主气，气郁生火，故治以辛凉，因辛属金，金克木，同时，治热以凉，故以辛凉为治，其他治法亦均如此立法。

张元素的药学理论，对后世影响十分深远。其学生李杲、王好古均继承了药类法象理论，虽然在具体的药味使用上各有发挥，但基本理论均依准张元素所创。

③李杲对药类法象理论的贡献：作为易水学派的中坚人物，李杲继承了其师张元素的药类法象理论，并结合《黄帝内经》的相关篇章进行了有益的拓展。其对用药法象理论的阐述，主要集中在《东垣试效方》中。该书9卷，为李杲使用的效验之方，经其弟子罗天益辑录而成。《东垣试效方》卷一专设"药象门"阐释用药法象理论，在"用药法象"篇以"阳为气，阴为味……味厚者为阴，薄为阴之阳；气厚者为阳，薄为阳之阴。味

厚则泄，薄则通。气薄则发泄，厚则发热""辛甘发散为阳，酸苦涌泄为阴，咸味涌泄为阴，淡味渗泄为阳""清阳出上窍，浊阴出下窍；清阳发腠理，浊阴走五脏；清阳实四支，浊阴归六腑"为理论基础，参照人体、天地（五方、四时、六气等）的法象，用取象比类的方法，从药物气味薄厚、质地轻重、形色特征等阴阳五行属性，阐述药物的功能，丰富了药象理论。

李杲认为，药性中四气为阳象天，五味为阴象地；阴阳之中可再分阴阳，温凉寒热象天之阴阳。其中，温热为天之阳，寒凉为天之阴；辛甘淡酸苦咸象地之阴阳，其中辛甘淡为地之阳，酸苦咸为地之阴。在五味之中，味之薄者有通利的作用，为阴中之阳，如酸苦咸平的药物；味之厚者有通泄的作用，为阴中之阴，如酸苦咸寒的药物。四气之中，气之厚者为阳中之阳，具有发热的作用，如辛甘温热的药物；气之薄者为阳中之阴，具有发泄的作用，如辛甘淡平寒凉的药物。总体而言，药物轻清者象天，重浊者象地。气味辛甘发散为阳，酸苦涌泄为阴。清阳发腠理者为清之清者，实四肢者属清之浊者；浊阴归六腑者为浊之浊者，走五脏者属浊之清者。在"药象气味主治法度"篇，则论述了猪苓、通草等85味中药的性味主治及使用注意事项。

其在"用药升降浮沉补泻法"一篇，结合"药象阴阳补泻之图"，论述了药物四气五味对人体脏腑的补泻作用。其云："肝胆：味，辛补酸泻；气，温补凉泻。心小肠：味，咸补甘泻；气，热补寒泻（三焦、命门补泻同）。脾胃：味，甘补苦泻；气，温凉寒热，补泻各从其宜。肺大肠：味，酸补辛泻；气，凉补温泻。肾膀胱：味，苦补咸泻；气，寒补热泻。"

（2）王好古药类法象理论的研究特点

王好古作为易水学派的嫡系传承者，不但继承和发展了易水学派的药学思想，而且使之得以系统化。其《汤液本草》一书，可以说是易水学派用药理论与经验的总结；而易水学派的药学思想，也必然成为其学术思想中的主流。

①药物气味与升降理论：王好古在《汤液本草》卷上直接引述了李杲的"东垣先生《药类法象》"篇的内容。此部分不仅承袭了《东垣试效方》的"用药法象""药性要旨""用药升降浮沉补泻法""五方之正气味"等篇内容，而且引用张元素《医学启源》之"气味厚薄寒热阴阳升降图"，结合"升降者天地之气交"之说，以茯苓、麻黄、附子、大黄、粥、茶为例，阐释了《素问·阴阳应象大论》中"阳为气，阴为味……味厚者为阴，薄为阴之阳；气厚者为阳，薄为阳之阴。味厚则泄，薄则通。气薄则发泄，厚则发热"的理论，并和药物的归经相结合。其指出："茯苓：淡，为在天之阳也。阳当上行，何谓利水而泄下？经云：气之薄者，乃阳中之阴，所以茯苓利水而泄下。然而泄下亦不离乎阳之体，故入手太阳。麻黄：苦，为在地之阴也，阴当下行，何谓发汗而升上？经云：味之薄者，乃阴中之阳，所以麻黄升上而发汗。然而升上亦不离乎阴之体，故入手太阴。附子：气之厚者，乃阳中之阳，故经云发热。大黄：味之厚者，乃阴中之阴，故经云泄下。粥：淡，为阳中之阴，所以利小便。茶：苦，为阴中之阳，所以清头目。"

②药物气味与自然物象结合分类法：在张元素《医学启源》的"药类法象"中，把药物的气味厚薄升降浮沉与自然界四时生长化收藏的物象相结合，将药物分为风升生、热浮长、湿化成、燥降收、寒沉藏等五类。认为风为春之主气，其令多风，主升发，春时阴消而阳气渐长；而药物味之薄者，属阴中之阳，故名之风升生类。热为夏之主气，其气浮而有上趋之势；而药物气厚者为阳中之阳，故为热浮长类。湿为长夏之主气，长夏则兼四时之气，阴阳二气盛衰消长在长夏则变化不定，或阴盛或阳盛，或阳消阴长，或阴消阳盛；而药之气味或平而兼寒热温凉，或淡而兼辛甘苦酸

咸，此类药气味或厚或薄而兼有不同的特点，故名之为湿化成。燥为秋之主气，秋令则万物肃杀，其气主降，为阳气渐衰而阴气转盛之令；而药物气之薄者为阳中之阴，故名之以燥降收。寒为冬季之主气，气主沉，为阴气极盛之候；而药物味之厚者，阴中之阴也，故名之寒沉藏。《医学启源》以此为依据，对105种常用中药进行了详尽分类阐述。王好古在《汤液本草》卷上，对其先师张元素按照这一分类法所涉及药物的气味阴阳，做了言简意赅的总结（见表1）。

表1　药物气味五类

类别	气味阴阳	药物	气味	特点
风升生（20味）	味之薄者，阴中之阳，味薄则通，酸苦咸平是也	防风、升麻、柴胡、羌活、威灵仙、葛根、独活、细辛、桔梗、白芷、藁本、鼠黏子、蔓荆子、川芎、天麻、秦艽、荆芥、麻黄、前胡、薄荷	气温、味辛或苦	与春季气候渐温，万物萌生之象相类
热浮长（20味）	气之厚者，阳中之阳，气厚则发热，辛甘温热是也	黑附子、乌头、干姜、良姜、肉桂、桂枝、草豆蔻、丁香、厚朴、木香、益智仁、白豆蔻、川椒、吴茱萸、小茴香、延胡索、缩砂、红花、神曲	气热或温、味辛	与夏季气候炎热，万物蕃秀之象相类
湿化成（21味）	戊湿，其本气平，其兼气温凉寒热，在人以胃应之；己土，其本味咸，其兼味辛甘咸苦，在人以脾应之	黄芪、人参、甘草、当归、熟地黄、半夏、白术、苍术、陈皮、青皮、藿香、槟榔、蓬莪术、京三棱、阿胶、诃子、杏仁、大麦、桃仁、紫草、苏木	气温、味甘	与长夏湿热氤氲，万物华实之象相类

续表

类别	气味阴阳	药物	气味	特点
燥降收（21味）	气之薄者，阳中之阴，气薄则发泄，辛甘淡平寒凉是也	茯苓、泽泻、猪苓、滑石、瞿麦、车前子、灯心草、五味子、桑白皮、天门冬、白芍、麦门冬、犀角、乌梅、牡丹皮、地骨皮、枳壳、琥珀、连翘、枳实、木通	气寒、味甘或苦或酸	与秋季气候凉爽，万物肃杀之象相类
寒沉藏（18味）	味之厚者，阴中之阴，味厚则泄，酸苦咸气寒是也	大黄、黄柏、黄芩、黄连、石膏、龙胆草、生地黄、知母、防己、茵陈、朴硝、瓜蒌根、牡蛎、玄参、山栀子、川楝子、香豉、地榆	气寒、味苦	与冬季气候寒冷，万物凋零之象相类

在《汤液本草》的中下两卷，王好古以药物的基原为纲，以气味阴阳属性为核心，对常用的242种药物的功效进行了详尽的论述。其中，载草部药108种、木部药54种、果部9种、菜部12种、米谷部10种、玉石部20种、禽部1种、兽部10种、虫部药18种。所论药物，又按药物气味，以《素问·阴阳应象大论》中的"味厚者为阴，薄为阴之阳；气厚者为阳，薄为阳之阴"为依据，将药物分为纯阳、阳中之阴、阴中之阳、阴药及阴阳未分五大类。其中，纯阳药40种、阳中之阴药14种、阴中之阳药25种、阴药17种、阴阳未分药146种。

③药象可变论

第一，炮制变化论：王好古秉承其先师之观点，认为药物的"象"不是一成不变的，不同的炮制方法可改变药物的"象"。如《汤液本草》卷上引"东垣先生《用药心法》"中的"用药酒洗曝干"篇曰："黄芩、黄连、黄柏、知母，病在头面及手梢、皮肤者，须用酒炒之，借酒力以上腾也；咽之下，脐之上，须酒洗之；在下生用……当归酒浸，助发之意也。"此段文字，与张元素《医学启源》"药性生熟用法"所论几乎如出一辙，均认为借助酒的升散趋上、趋表之性炮制药物可以改变其"象"。《汤液本草》卷中当归条的"治上酒浸；治外酒洗"，大黄条的"气寒。味苦，大寒。味极厚，阴也，降也……酒浸入太阳经，酒洗入阳明经，余经不用酒……以苦泄之性，峻至于下。以酒将之可行至高之分，若物在巅，人迹不及，必射以取之也。故太阳阳明、正阳阳明承气汤中俱用酒浸，惟少阳阳明为下经，故小承气汤中不用酒浸也"，均属此列。但对药物的生熟与升降关系的认识，王好古与其师张元素的观点相左。张元素认为，药物是"熟升生降"，王好古认为是"生升熟降"。验之临床，当以王好古之说为是。如莱菔子能升能降，生品以升为主，用于涌吐风痰；炒后则以降为主，长于降气化痰，消食除胀。再如，香附生则上行胸膈，外达肌肤；熟则下走肝肾，外彻腰足。

此外，王好古还认为，药物的炮制与否及炮制的方法，可直接影响其功效。如其在《汤液本草》卷中的熟地黄条中指出，熟地黄"生则性大寒而凉血，熟则性寒而补肾""蒸捣不可犯铁，若犯铁令人肾消""蒸干即温补，生干即平宣"。又如半夏"生令人吐，熟令人下。用之汤洗去滑令尽。用生姜等分制用，能消痰涎，开胃健脾"。蒲黄"破血消肿则生用，补血止血则炒用"。巴豆"得火则良。若急治为水谷道路之剂，去皮、心、膜、油，生用；若缓治，为消坚磨积之剂，炒烟去，令紫黑，研用。可以通肠，可以止泄，世所不知也"。在《汤液本草·卷下》的酸枣条亦曰："《圣惠方》：胆虚不眠，寒也。酸枣仁炒香，竹叶汤调服。《济众方》：胆实多睡，热也。酸枣仁生用，末，茶、姜汁调服。"即言生酸枣仁可治"胆实多睡"，炒酸枣仁则治"胆虚不眠"。

第二，配伍差别论：不同的配伍或煎服方法，也可改变药物的"象"。如《汤液本草》卷上的"用丸散药例"篇言："夫㕮咀，古之制也。古者无铁刃，以口咬细，令如麻豆为粗药，煎之使药水清，饮于腹中则易升易散也，此所谓哎咀也……若治至高之病加酒煎。去湿以生姜，补元气以大枣，发散风寒以葱白，去膈上痰以蜜……气味厚者白汤调，气味薄者煎之，和渣服。"《汤液本草》卷中当归条则云："若全用，在参、芪皆能补血；在牵牛、大黄皆能破血，佐使定分，用者当知。从桂、附、茱萸则热；从大黄、芒硝则寒。"

第三，剂型变化论：王好古认为，不同的制剂类型也可改变药物的"象"。如"用丸散药例"曰："细末者，不循经络，止去胃中及脏腑之积……去下部之疾，其丸极大而光且圆，治中焦者次之，治上焦者极小。稠面糊取其迟化，直至下焦；或酒或醋，取其收散之意也。犯半夏、南星，欲去湿者，以生姜汁稀糊为丸，取其易化也；水浸宿炊饼又易化，滴水丸又易化。炼蜜丸者，取其迟化而气循经络也；蜡丸者，取其难化，而旋旋取效也。大抵汤者'荡'也，去大病用之；散者'散'也，去急病用之；丸者'缓'也，不能速去之，其用药之舒缓而治之意也。"即明示剂型对主治的影响，治大病用汤剂，治急病用散剂，治慢性病用丸药；丸剂中蜡丸最难化、蜜丸次之、水丸易化。

第四，部位差异论：王好古认为，药物的入药部位之象，对药效可产生不同的影响。如《汤液本草》卷上中所引"东垣先生《用药心法》"中的"用药根梢身例"篇所载："凡根之在上者，中半以上，气脉之上行也，以生苗者为根；中半以下，气脉之下行也，入土以为梢。病在中焦与上焦者用根；在下焦者用梢。根升而梢降。大凡药根有上中下：人身半以上，天之阳也，用头；在中焦，用身；在身半以下，地之阴也，用梢。述类象形者也。"这些内容，在现存李杲的原著中并无记述，而与张元素《医学启源》"药用根梢法"篇所论极为相近，是对植物药入药部位和功效关系的开拓性的认识。其依据"述类象形"原则，认为植物根的上半部分（即根）向上生长以生苗，其气上行，因此上中焦病变用此部位；根的下半部分（即梢）向下生长，其气下行，故下焦病变用此部位；中焦病变用根的中部。其在《汤液本草》卷中防风及当归条下，则对"用药根梢身例"所论作了很好的诠释。其云："防风：纯阳，性温，味甘、辛。无毒……《珍》云：身，去身半以上风邪；梢，去身半以下风邪。"此论源自张元素《珍珠囊》和《医学启源》，在李杲著作中无载。又云："当归……《象》云：和血补血，尾破血，身和血……《珍》云：头止血；身和血；梢破血……雷公云：得酒浸过，良。若要破血，即使头节硬实处；若要止痛止血，即用尾。若一概用，不如不使。易老云：用头则破血，用尾则止血；若全用则一破一止，则和血也。入手少阴，以其心主血也；入足太阴，以其脾裹血也；入足厥阴，以其肝藏血也。头能破血，身能养血，尾能行血。用者不分，不如不使。"此与《东垣试效方》中所载"当归……用尾破血，身和血"条的记载非常近似。麻黄条所载"《液》云……能泄卫实，发汗……根节能止汗"，即麻黄用茎发汗、用根止汗，当是此论之延续。

第五，时空差异论：中药材主要来源于天然的动植物或矿物。因此，中药的产地、采收时令是否合宜，直接影响着药材的质量。早在《神农本草经》中即已指出："采造时月生熟，土地所出，真伪存新，并各有法。"一般而言，全草入药的大多在植物枝叶茂盛、花朵初开时采集，如益母草、荆芥等；叶类药通常在花蕾将放或正盛开的时候采集，此时叶片茂盛、性味完壮、药力雄厚，最适于采收，如枇杷叶、荷叶等；花类药材，一般采收未开放的花蕾或刚开放的花朵，以免香味散失、花瓣散落而影响质量，如野菊花、金银花等；果实、种子类药物一般都在果实或种子成熟时采收，如瓜蒌、槟榔、莲子、菟丝子等。根、根茎药一般以秋末或春初即二月、八月采收为佳，如天麻、葛根等。树皮、根皮类药通常在春、夏时节植物生长旺盛，植物体内浆液充沛时采集，则药性较强，疗效较高，并容易剥离，如黄柏、杜仲、厚朴等。王好古也极为重视药物的采摘时令对其功效的影响，其在《汤液本草》卷中的黑附子条指出："冬月采为附子，春月采为乌头。"艾叶则宜"重午日（即端午节）日未出时"采。

我国幅员辽阔，自然地理状况十分复杂，地理环境差异明显，因而各种药材的生产，无论产量、质量和疗效方面，都各有一定的地域性，自古以来医家均非常重视"道地药材"，即历史悠久、产地适宜、品种优良、产量宏丰、炮制考究、疗效突出、带有地域特点的药材。如宁夏的枸杞，河南的地黄、牛膝、山药、菊花（四大怀药）。王好古对此也有深刻的理解。如其在《汤液本草》卷中黄芪条中指出："今《本草图经》只言河东者，沁州绵上是也，故谓之绵芪。味甘如蜜，兼体骨柔软如绵，世以为如绵，非也。《别说》云：黄芪本出绵上为良，故《图经》所绘者，宪水者也，与绵上相邻，盖以地产为'绵'；若以柔韧为'绵'，则伪者亦柔，但以干脆甘苦为别耳。"明示绵黄芪之"绵"是指最佳产地——绵上，即今山西省介休东南，并非指药物的质地如绵。在《汤液本草》卷下的桂条中言："桂……生桂阳，二月、八月、十月采皮，阴干。有菌桂、牡桂、木桂、筒桂、肉桂、板桂、桂心、官桂之类。用者罕有分别。《衍义》所言，不知何缘而得官之名。予考《本草》有出观、宾、宜、韶、钦诸州者，佳。世人以笔画多而懒书之，故只作官也……菌桂生交趾山谷，牡桂生南海山谷，木桂生桂阳。从岭至海尽有桂树，惟柳州、象州最多。《本草》所说菌桂、牡桂、板桂，厚薄不同。大抵细薄者为枝、为嫩，厚脂者为肉、为老，处其身者为中也。不必黄色为桂心，但不用皮与里，止用其身中者为桂心，不经水而味薄者亦名柳桂……然菌桂厚实，气味厚重者，宜入治脏及下焦药；轻薄者宜入治眼目发散药。《本经》以菌桂养精神，以牡桂利关节，仲景伤寒发汗用桂枝。桂枝者，桂条也，非身干也，取其轻薄而能发散。一种柳桂，乃小嫩枝条也，尤宜入上焦药……《心》云：桂枝气味俱轻，故能上行，发散于表；内寒则肉桂，补阳则柳桂。"以上对肉桂的产地与功效间的关系做了详尽的论述。王好古还指出，细辛"华州者佳"，郁金"生蜀者佳"等。

药类法象是试图通过法象理论探索和阐释药物应用规律的一种思维模式，在此理论指导下的临床药物应用，称为法象用药。其特征是利用药物的自然属性来分析药物的性能及药物的疗效，指导临床用药。这种探索，对丰富和发展中药学理论起到了积极的作用。药类法象理论，作为一种对中药认识和应用规律的探索，曾有着积极的意义，推动了中医学的临床用药由经验用药向理论用药的提升，对于归纳辨证用药规律和联想记忆药物功用都起到了积极作用。明代医药学家李时珍，亦格外推崇法象理论思想，认为用药须当"顺时气而养天和"。随着中医学对脏腑生理、病机认识的发展，后世医家在法象理论的基础上，又确立了现代的升降浮沉理论思想，即以脏腑辨证为理论依据，相对于病势来阐述药物作用的趋向性，从而进一步丰富了药性理论内容。

但是，药类法象的理论模式及推理方法，明显带有认识的直觉性和概念的不确定性，因此也就不可避免地存在着很大的局限性。如提出"皮以治皮"，其"皮"的概念是何者之皮？以《华氏中藏经》五皮散为例，生姜皮为根茎之皮、桑白皮为根皮、大腹皮为果皮、茯苓皮为菌核之外皮，这种概念的不确定性则很难遵循为规律。如同为根皮的地骨皮、牡丹皮则具有入血分而凉血、清热之效，而以植物枝、干之皮入药的肉桂、厚朴、杜仲似乎不在此例。同理"核以治丸"之说，常指橘核、荔枝核、小茴香、川楝子、吴茱萸等种子或果实，具有散结止痛之功，可用治疝气肿痛，其"核"之义是取核之名？取核之物？显然兼而有之。然诸如白果、五味子、益智仁、乌梅等为核、为实者，反而具收敛固涩之性，药势及功用与前者截然相反。

2. 中药归经理论

中药归经，是指药物对于机体某部位的选择性作用——主要对某经

（脏腑及其经络）或某几经发生明显的作用，而对其他经则作用较小，或没有作用。药物归经，是中药学理论的重要组成部分，是中药学的特点和长处。归经是用来提示各味中药对人体脏腑经络具有特殊的选择性作用，从而为临床辨证用药提供依据。如同属寒性药物，虽然都具有清热作用，但其作用范围，或偏于清肺热，或偏于清肝热，各有所长。再如，同为补药，也有补肺、补脾、补肾等不同。因此，将各种药物对机体各部分的治疗作用做进一步归纳，使之系统化，便形成了归经理论。

（1）中药归经理论的渊源

归经是以脏腑、经络理论为基础，以所治具体病证为依据总结出来的用药理论。早在秦汉时期，中药归经的特性就已为医家所注意，但尚未形成系统理论。《素问·宣明五气》指出："酸入肝，辛入肺，苦入心，咸入肾，甘入脾。"说明五味对五脏有一定的选择性，初步将药物分别归类，虽未明确是药物的归经，可视为归经理论的先声。《神农本草经》中也简要提到过药物的归经，《伤寒论》把外感热病分为六经病证，各经主要药物各有不同。如太阳经证用麻黄、桂枝，阳明经证用知母、生石膏等。虽然没有明确提出药物的归经，但六经分经用药可以说是为归经理论的形成奠定了基础。唐宋时期论述药物归经的医学文献比较多，如唐代孟诜撰的《食疗本草》、陈藏器的《本草拾遗》，宋代寇宗奭《本草衍义》及《苏沈良方》等医药文献，对药物的归经都有散在的论述。但唐宋时期还没有形成比较系统的理论。迨至金元时期，在易水学派的研究和倡导下，药物归经理论才渐臻完备，并极大地推动了后世本草学的发展。

①张元素对归经理论的贡献：金元时期易水学派的创始人张元素，在前贤基础上，通过长期的临床实践及研究，认识到药物作用的发挥与脏腑经络间存在着必然的联系，于是将药物性味与脏腑、经络有机联系起来，创立了药物归经学说。其在《珍珠囊》一书中正式把归经作为药性主要内容加

以论述，此书中所载的113味中药中，已有30余味药提到了归经或类似归经的文字，如"入某经""某经药"等，成为后世本草学著作阐述药物归经的典范。此后，明清时期的中药学专著，均将归经作为固定内容专项列入。张元素认为，在临床用药时，应根据药物的归经不同，取各药之长，则力专用宏，疗效更为显著。如其《医学启源》卷下第七"去脏腑之火"中，谈到同为泻火药，"黄连泻心火，黄芩泻肺火，白芍药泻肝火，知母泻肾火，木通泻小肠火，黄芩泻大肠火，石膏泻胃火。柴胡泻三焦火，须用黄芩佐之；柴胡泻肝火，须用黄连佐之，胆经亦然。黄柏泻膀胱火"。又如，肺之气病用石膏，肺之血病用黄芩；肾之气病用知母，肾之血病用黄柏等。运用这一理论，有利于在临床治疗时，从众多的药物品类中，筛选出最符合病情、疗效最好的药物。张元素还指出，由于炮制方法的不同，药物归经也随之会发生变化，使主治疾病有所不同，如大黄"酒浸入太阳，酒洗入阳明"等。

此外，张元素还在药物归经的基础上，根据某些药物对某经的特殊作用，创立了引经报使说。所谓"引经报使"，就是指有些药物不仅本身可以作用于某经，而且能引导其他药物入该经而发挥作用。在《医学启源·用药备旨》中就有"各经引用"一节，指出："太阳经，羌活，在下者黄柏，小肠、膀胱也。少阳经，柴胡，在下者青皮，胆、三焦也。阳明经，升麻、白芷，在下者石膏，胃、大肠也。太阴经，白芍药，脾、肺也。少阴经，知母，心、肾也。厥阴经，青皮，在下者柴胡，肝、包络也。"分别列举各经的引经药物。对于某个具体病证，也有关于引经药的论述。如《医学启源》卷上"主治心法""随证治病用药"篇中，有"头痛须用川芎，如不愈，各加引经药，太阳蔓荆，阳明白芷，少阳柴胡，太阴苍术，少阴细辛，厥阴吴茱萸"的记述，此与上面"各经引用"中的所论是基本一致的。

②李杲对归经理论的贡献：张元素的弟子李杲，继承其药物归经理论，并做了进一步的补充丰富。其在《东垣试效方》卷一的"药象气味主治法

度"一篇中载药85味，其中涉及药物归经的有14种。如柴胡为"少阳、厥阴行经之药"。升麻为"足阳明胃、足太阴脾行经药也。若补其脾，非此药为引用，行其本经，不能补此二经。并得葱白、香白芷之类，亦能走手阳明、太阴，非此四经不可用也"。葛根为"通行足阳明经之药"。羌活为"手足太阳风药也。加川芎治足太阳、少阴头痛药也"。独活乃"足少阴肾经行经药也，若与细辛同用，治少阴经疼如神"。藁本为"太阳经风药也"。细辛"治少阴头疼如神"。蔓荆子"治太阳经头疼"。石膏"治足阳明经中热""善治本经头痛"。香白芷"治手阳明经头疼，中风寒热，解利之药也。以四味升麻汤加之，通行手足阳明经也"。知母为"泻足阳明经火热圣药也"。玄参"治足少阴肾经之君药也，治本经须用"。

李杲不仅重视药物的归经，而且强调在临床辨证治疗时，要将归经理论和病变部位相结合以指导用药。如其在《东垣试效方》卷五"头痛门"的治疗中指出："凡头痛，皆以风药治之者，总其大体而言之也，高巅之上，惟风可到，故味之薄者，阴中之阳，乃自地升天者也。然亦有三阴三阳之异。故太阳头痛，恶风脉浮紧，川芎、羌活、独活、麻黄之类为主；少阳头痛，脉弦细，往来寒热，柴胡为主；阳明头痛，自汗，发热恶寒，脉浮缓长实者，升麻、葛根、石膏、白芷为主；太阴头痛，必有痰，体重，或腹痛，为痰癖，其脉沉缓，苍术、半夏、南星为主；少阴经头痛，三阴、三阳经不流行，而足寒气逆，为寒厥，其脉沉细，麻黄、附子、细辛为主；厥阴头痛、项痛，或痰吐涎沫，厥冷，其脉浮缓，吴茱萸汤主之。"

（2）王好古对归经理论的研究特点

①《汤液本草》的归经及引经理论：王好古继承了张元素、李杲的药物归经理论，并在实践中进行补充和完善。王好古非常重视归经理论，在其所著《汤液本草》中，论述药性的主要内容之一就是归经及引经报使理论，全书共收载药物242味，涉及有关"归经"内容的中药已达147种之多，其

中多数注明"某经药"或"某引经药",所归之经皆以"太阳""少阳""阳明""太阴""少阴""厥阴"定名。如其在《汤液本草》载:防风为"足阳明胃经、足太阴脾经,乃二经行经之药;太阳经本经药";升麻乃"阳明经本经药,亦走手阳明经、太阴经";羌活为"足太阳经、厥阴经药,太阳经本经药也""羌活则气雄,独活则气细,故雄者入足太阳,细者入足少阴也";独活"气味与羌活同""足少阴肾经行经之药";柴胡为"少阳经、厥阴经行经之药";葛根乃"阳明经引经药,足阳明经行经之药";细辛为"少阴经药,手少阴引经之药";白芷为"阳明经引经药,手阳明经本经药,行足阳明经,于升麻汤四味内加之";川芎"入手足厥阴经,少阳经本经药";麻黄为"手太阴之剂,入足太阳经,走手少阴、阳明经药";藁本乃"太阳经本经药";桔梗"入足少阴经,入手太阴肺经药";秦艽为"手阳明经药";黑附子乃"通行诸经引用药,入手少阳经三焦、命门之剂";茯苓"白者入手太阴经、足太阳经、少阳经;赤者入足太阳经、手太阳经、少阴经"等。

②归经可变论:王好古还指出,药物归经不是一成不变的,不同的配伍或炮制均可改变药物的归经。如《汤液本草》卷中的缩砂条曰:"入手足太阴经、阳明经、太阳经、足少阴经。"若"与白檀、豆蔻为使则入肺;与人参、益智为使则入脾;与黄柏、茯苓为使则入肾;与赤白石脂为使则入大小肠"。牡蛎"入足少阴。咸为软坚之剂,以柴胡引之,故能去胁下之硬;以茶引之,能消结核;以大黄引之,能除股间肿;地黄为之使,能益精收涩,止小便,本肾经之药也"。大黄"入手足阳明经。酒浸入太阳经,酒洗入阳明经;余经不用酒";若"入手足阳明,以酒引之上至高巅,以舟楫载之,胸中可浮;以苦泄之性,峻至于下。以酒将之可行至高之分,若物在巅,人迹不及,必射以取之也。故太阳阳明、正阳阳明承气汤中,俱用酒浸,惟少阳阳明为下经,故小承气汤中不用酒浸也"。

在"引经报使"理论方面,如论人参"治脾肺阳气不足……善治短气。非升麻为引用，不能补上升之气，升麻一分、人参三分，为相得也。若补下焦元气，泻肾中火邪，茯苓为之使"。泽泻"入足太阳经、少阴经……仲景八味丸用之者，亦不过接引桂、附等归就肾经，别无他意"。牵牛"以气药引之则入气，以大黄引之则入血"。酒"能行诸经不止，与附子相同。味辛者能散，味苦者能下，味甘者居中而缓也，为导引，可以通行一身之气至极高之分"。

　　③**药物归经与方剂的组方规律**：王好古还将药物归经理论应用于分析方剂的组方规律。如其分析四物汤方药组成时指出：熟地黄入肾，"乃通肾经之药也"，能"补血，如脐下痛，非此不能除"；川芎入肝，"乃通肝经之药也""治风泄肝木也，如血虚头痛，非此不能除"；芍药入脾，"乃通脾经之药也"，能"和血理脾，如腹中虚痛，非此不能除"；当归亦入肾，"乃通肾经之药也""如血刺痛，非此不能除"。这样，王好古利用药物归经的方法，不费笔墨就将四物汤补血调冲、和血止痛的功用阐述明了，充分体现了王好古弘扬归经理论的药学思想。又如，其解释犀角地黄汤中可用升麻代替犀角的原因时，指出："瘀血入里，若衄血吐血者，犀角地黄汤，乃阳明经圣药也。如无犀角，以升麻代之。升麻、犀角，性味相远，不同，何以代之？盖以升麻止是引地黄及余药，同入阳明耳。"它如，言益智"主君相二火，手足太阴，足少阴，本是脾药。在集香丸则入肺；在四君子汤则入脾；在大风髓丹则入肾。脾、肺、肾，互有子母相关"。藿香"入手足太阴。入顺气乌药汤则补肺，入黄芪四君子汤则补脾"等。

　　④**药物归经与方剂的药物加减**：王好古在临床用药加减时，亦十分重视药物归经理论。如《医垒元戎》卷九论"定志丸随证加料"时，将药物归经理论成功应用于八物定志丸证的临床用药加减例中，充分体现其重视药物归经的用药思想。

　　王好古指出，八物定志丸"补益心神，一安定魂魄，治痰，去胸中邪热，理肺肾"。其药物组成及用量为"人参一两半，菖蒲、远志（去心）、茯神（去心）、茯苓（去皮）各一两，朱砂一钱，白术、麦门冬（去心）各半两，牛黄（另细研）二钱"；并说明服用方法，"上为细末，炼蜜为丸桐子大，米饮汤下三十丸，无时"。然后则依据不同脏腑的亏虚，分经进行用药加减，如"若肺气不足，加天门冬、麦门冬、五味子"，三药入于肺经，以补肺之气阴；"若心气不足，加上党参、茯神、菖蒲"，三药入于心经，益心气，安心神；"若脾气不足，加白术、白芍药、益志"，此三药入脾经，以补脾之气阴；"若肝气不足，加天麻、川芎"，肝为风木之脏，此二药入肝经，以疏畅木气；"若肾气不足，加熟地黄、远志、牡丹皮"，能补肾之阴气，故三药入肾经；"若胆气不足，加细辛、酸枣仁、地榆"，能温胆祛怯，故三药入胆经。另外，"若髓竭不足，加生地黄、当归""若神魂不足，加朱砂、预知子、茯苓"。王好古这种独到的加减例，其实是化裁于张元素所创立的脏腑标本寒热虚实用药式。这里，王好古侧重讨论的是各脏腑虚损不足的一面，而所采用的药物，也部分取自于脏腑标本寒热虚实用药式。如张元素用麦冬、天冬以治肺虚；用菖蒲、茯神以治心神虚；用白术、白芍以治脾虚血亏；用川芎以治肝气有余，天麻以治肝气不足；用丹皮以泻肾火；用酸枣仁以泻胆中实火，细辛以补胆中虚火（温胆）等。王好古就是在这种继承与发展、学习与借鉴的过程中，摸索出一套独特的用药规律，取舍之间，新意乃成。

又如，王好古在厥阴经中论"三阳头痛"例，亦从阴证与阳证两方面着手。论阳证头痛，王好古采用详细列举治疗三阳经头痛药物的形式，使读者对三阳经头痛所主之方药，一目了然。王好古所列药物包括羌活、防风、荆芥、升麻、葛根、白芷、柴胡、川芎、芍药、细辛、葱白连须（分两旋加）。其中，羌活善治太阳经头痛；白芷善治阳明经头痛；川芎行诸经之头痛；防风、荆芥、葱白辛散上行，疏风透邪外出；细辛通窍止痛。而方中最妙之处在于，加升麻、葛根、柴胡升清上提之品，以生发阳经之气，而使头目清澈，且柴胡又善治少阳经之头痛。细研此方，实为《太平惠民和剂局方》所载之川芎茶调散加用宣提升阳之品化裁而成。这里既言"三阳头痛"，说明王好古是以三阳分经论治阳证头痛的，治疗时不一概而论；邪袭某经，治疗则以入该经之药为主。如以阳明经前额及眉棱骨痛为主者，当以白芷为君药，剂量亦应偏大。王好古虽未明言诸药所归之经，但不能不知。

论"三阳头痛"，是王好古药学思想中所提倡的药物归经理论在临床实践中的具体应用。另外，王好古用升麻、葛根、柴胡以疗头痛，显然是受到了李杲善用升提之品治疗的影响，亦是对易水之学的传承。

王好古论阴证头痛，则只提出了治疗原则。如王好古所云："若阴证头痛，只用温中药足矣。乃理中、姜附之类也。"王好古认为，阴证头痛，其病机当为阳气衰惫，阴寒内盛，浊气犯逆，而致清阳不升，浊阴不降。故治疗"只用温中药"，以图治其本。三阴寒证皆可引起头痛，若脾阳虚寒而致头痛者，理中汤主之；肾阳虚寒而致头痛者，四逆汤主之；肝经虚寒而致头痛者，吴茱萸汤主之。

"三阳头痛"例行文简略，但却较好体现出王好古的用药归经思想。此外，王好古阴证理论和李杲用药思想，亦有一定程度的体现。王好古从实践中检验理论，以理论来指导实践的治学态度，值得后世学者很好地学习借鉴。

⑤药物归经与方剂归经：王好古还将药物的归经理论推广到方剂学中，提出方剂归经的理论。如《医垒元戎》卷六"韩氏十四药定经"篇载："调脉汤，阳明少阳也；葛根柴胡汤，阳明少阳也；人参桔梗汤，太阳阳明也；薄荷汤，阳明也；防风汤，阳明也；香芎散，阳明也；六物麻黄汤，太阳阳明也；七物柴胡汤，太阳少阳也；发表汤，太阳也；人参汤，阳明少阳也；石膏汤，阳明也；解肌汤，太阳阳明也；芍药汤，太阳阳明也；知母汤，太阳阳明也。上韩氏十四药，以经络求之，各有部分，轻重缓急，自有所宜，运气加临，各极其当，因而在其中矣，不必分至之远近，寒暑之盛衰，而谓之因时也。"

王好古在《汤液本草》卷上"东垣先生《用药心法》"中，不仅列出了

"东垣报使"药，更将其编成歌诀谓："小肠膀胱属太阳，藁本羌活是本方。三焦胆与肝包络，少阳厥阴柴胡强。阳明大肠兼足胃，葛根白芷升麻当。太阴肺脉中焦起，白芷升麻葱白乡。脾经少与肺经异，升麻芍药白者详。少阴心经独活主，肾经独活加桂良。通经用此药为使，更有何病到膏肓。"以利后人学习记忆。此外，还增加了"诸经向导"图，补充了不少十二经所用之药。

⑥一药归多经理论：在王好古《汤液本草》中，有大量一药归属多条经脉的记述，究其原因大体可能为以下几个方面。

其一，王好古认为药物与经脉关系并非一一对应，所属经络仅为概述某些药物主要功效特点而设，倘若药物存在多种功效特点，结合经络循行或经络主治证候及脏腑生理、病变特点，即会得出一药归多条经脉的认识。

其二，药物归属经脉问题，受多种因素影响，以医家主观认识为主，只能体现不同时代医家在临床上根据病人疾病症状，利用脏腑经络理论概述病因病机的辨证过程，并依据概述之病因病机，结合其所传承积累的药物功效特点，配合君臣佐使等方剂配伍理论，进行选方用药，从而形成将经脉或脏腑概述的"证"对应某些方药的"方证对应"临床实践过程。在此过程中，一些医家在整理本草文献时，自然会将这种"方证对应"临床实践过程，有意无意地反映到本草文献当中，从而变方剂证为方剂主药的证，这一过程有可能扩大了主药的证候主治。在方剂主治证候变为药物主治证候过程中，因其根源于临床中运用经络藏象理论和《伤寒论》六经方证的辨证过程与方药主治证候的关系对应方面，形成了部分方剂主药的归经论述。而这种归经论述，又能够影响其后遣方用药的临床思辨过程，导致在不断出现的本草文献中产生药物归经意识。后来的一些医家努力在前人基础上，进一步对于药物进行归经总结，逐渐形成了系统的药物归经理论。

其三，说明王好古的理论源自对前人文献中"药物归经"理论的归纳总结，其《汤液本草》中除收集张元素、云岐子、李杲等氏的药学理论外，并类集了《伤寒论》《局方》等医著中的观点。前人所处时代不一，关于"药物归经"理论的依据也不尽相同。有的依据药物气味形态，有的依据药物功效；有的偏于外在经络，有些偏于内在脏腑；有些偏于归属《伤寒论》"六经"，有些偏于归属十二经脉。因此，王好古所总结得出的经络归属认识也不统一，其将归属多条经络的认识综合到一起，可谓是在前贤学术思想基础上，对于药物和脏腑经络联系的系统总结。

　　王好古的本草学思想，源自《黄帝内经》《难经》《中藏经》《伤寒杂病论》《备急千金要方》和《小儿药证直诀》，同时又直接师承于张元素和李杲。这些学术传承特色，在其所撰《汤液本草》中多有体现，而其在"药物归经"方面的成就，比其师张元素更上了一个层次。王好古在张元素对一些药物进行专门归经论述的基础上，对更多的药物配合三阴三阳及十二经脉，归纳阐述这些药物的归经，从而反映在中药运用中对于经络理论的理解程度和运用方法。王好古对于药物所归属经络的论述依据，往往是基于藏象、经络理论，将药物的性味功效与人体脏腑、经络系统相结合的结果。这种结合，体现了临床的真实状况，体现了经络理论在中医学临床中的真实价值。

　　由于易水学派对药物归经的深入研究和倡导，加之这一理论又比较切合临床实用，故一经创立则很快便被人们所接受，在其后明清时期问世的大量本草学著作中，绝大多数都列有"归经"专项条目，并有不少本草学家和医家结合切身实际，在各自的著作中对归经理论进行了探讨。如明·李时珍在《本草纲目》序例中，采录张元素《脏腑标本寒热虚实用药式》及李杲、王好古的归经用药方法。其在论述归经时，常把脏腑、经络等功能结合起来讨论，故有"本病""经病""窍病"之分，体现了医药结合的整体观。明代有关归经记载的本草论著，最著名的有刘文泰的《本草品汇精要》，他将"入""行""走"等统称为"行"。缪希雍的《本草经疏》、李中梓的《雷公炮制药性解》，对每一味药物的归经均加以阐发，都能结合气味、功能来说明。"归经"一词的正式提出，单列一项使用，应是清·沈金鳌的《要药分剂》。沈金鳌将历代本草论及归经的内容统列在"归经"一项之下。现代中药著作已将"归经"列为中药学的重要内容之一。

3. 脏腑辨证用药理论

易水学派医家，自张元素始，均是著名的临床医学家，在用药方面颇有创见，并且善于归纳总结，使之成为独特的临床用药理论。如张元素归纳的脏腑用药理论；李杲在此基础上创立脾胃学说，用药强调甘温益气升阳；王好古创立阴证学说，强调用药当以"调中"之法，并告诫"药当从温，不可遽热"；罗天益遵从李杲之说，在用药上重视甘温补益元气，善用辛香以调畅气机等。可谓一脉相承而又各有特点。

（1）脏腑辨证用药理论的渊源

脏腑辨证用药，源自《素问·脏气法时论》。该篇提出"四时五脏，病随五味所宜也"的理论，指出："肝苦急，急食甘以缓之。""心苦缓，急食酸以收之。""脾苦湿，急食苦以燥之。""肺苦气上逆，急食苦以泄之。""肾苦燥，急食辛以润之，开腠理，致津液，通气也。""肝欲散，急食辛以散之，用辛补之，酸泻之。""心欲软，急食咸以软之，用咸补之，甘泻之。""脾欲缓，急食甘以缓之，用苦泻之，甘补之。""肺欲收，急食酸以收之，用酸补之，辛泻之。"其理论依据，则是药物的五行属性与生克关系。张仲景的《金匮要略》中也时有采用，此后《中藏经》以脏腑虚实寒热辨证，渐成体系。

易水先师张元素尤为重视脏腑辨证，他在撷取前贤诸家之长的基础上，通过数十年的临床经验，把药物使用与脏腑标本寒热虚实变化紧密联系起来，形成脏腑辨证论治这一完整用药体系，创立了《脏腑标本寒热虚实用药式》。为强调其重要性，其在《医学启源》中引《中藏经》之说谓："夫人有五脏六腑，虚实寒热，生死逆顺，皆见形证脉气，若非诊察，无由识也。

虚则补之，实则泻之，寒则温之，热则凉之，不虚不实，以经调之，此乃良医之大法也。"在《脏腑标本虚实寒热用药式》一书中，分列十二脏腑，对每一脏腑先描述生理功能，后列标本常见病证，最后示其寒热虚实、温清补泻之具体常用药物。金元以前，药物多按上、中、下三品来分类，或按照药物类别、属性为主分类，或按疾病分类。而张元素则独树一帜，以脏腑辨证分类用药，这在临床药物应用上是一重大拓展。

通过对脏腑病变的分析，张元素以脏腑生理特点为基础，根据脏腑本气及经络循行部位，结合寒热虚实进行辨证。首辨"标本"，次辨"寒热虚实"，再次辨"是动病""所生病"，从而基本辨明了脏腑的病变性质。对脏腑病的治疗，从补虚、泻实、温寒、清热等方面，提出代表性的药物和方剂；并为《素问·脏气法时论》"五脏所苦"补充了具体药物："肝苦急，急食甘以缓之，甘草。心苦缓，急食酸以收之，五味子。脾苦湿，急食苦以燥之，白术。肺苦气上逆，急食苦以泄之，黄芩。肾苦燥，急食辛以润之，黄柏、知母……肝苦急，急食甘以缓之，五味子。肝欲散，急食辛以散之，川芎。以辛补之，细辛。以酸泻之，白芍药。"（《医学启源·用药备旨·脏气法时补泻法》）因肝属木，甘味属土，土生木，故以甘味药可缓肝急。心属火，酸味属木，木生火，故以酸味药能收心缓。脾属土，苦味属火，火生土，故以苦味药燥脾湿。肺属金，苦味属火，火克金，故以苦味药泻肺气上逆。肾属水，辛味属金，金生水，故以辛味药润肾燥。

张元素还进一步将药物气味五脏补泻扩展到六腑，提出"肝胆：味辛补、酸泻，气温补、凉泻""心小肠：味咸补、甘泻，气热补、寒泻（三焦命门补泻同）""脾胃：味甘补、苦泻，气温热补、寒凉泻""肺大肠：味酸补、辛泻，气凉补、温泻""肾膀胱：味苦补、咸泻，气寒补、热泻"（《医学启源·用药备旨·用药升降浮沉补泻法》）。

当然，张元素这一理论最重要的部分，还是关于根据脏腑辨证结果以指导具体用药的论述。如在"五脏补泻法"中，先辨肝之寒热虚实，再论肝病之用药。其云："肝虚，以陈皮、生姜之类补之。经曰：虚则补其母，水能生木，水乃肝之母也。苦以补肾，熟地黄、黄柏是也。如无他证，惟不足，钱氏地黄丸补之。实则芍药泻之，如无他证，钱氏泻青丸主之。实则泻其子，心乃肝之子，以甘草泻之。"（《医学启源·主治心法》）其他，心、脾、肺、肾之病均以此来分辨用药。如"脾虚则以甘草、大枣之类补之，实则以枳实泻之。如无他证，虚则以钱氏益黄散，实则以泻黄散。心乃脾之母，炒盐补之；肺乃脾之子，桑白皮泻之"。张元素的脏腑用药说，不仅在当时具有重大的意义，而且对现代临床也极有参考价值。故李时珍称其为"大扬医理，《灵》《素》之下，一人而已"。

（2）王好古对脏腑辨证用药理论的研究特点

①继承发挥脏腑辨证用药理论：张元素的脏腑辨证用药思想对易水医家影响很大，李杲于脏腑辨证之中，发展了脾胃内伤学说。王好古在其师学说的基础上，进一步总结归纳，作"五脏苦欲补泻药味"，列于《汤液本草》上卷首篇。还借鉴《黄帝内经》所论，从食疗角度阐述了各脏病变时的宜忌，如"肝色青，宜食甘，粳米、牛肉、枣、葵皆甘"等。其著述《医垒元戎》也在继承脏腑辨证用药思想的基础上有所发挥。

关于继承，太阳经中的易简胃风汤证即是其例。王好古首先指出，此方"治大人小儿风冷乘虚入客肠胃，水谷不化，泄泻注下，及肠胃湿毒下如豆汁，或下瘀血日夜无度"；其后列出组方用量，即"人参、茯苓、川芎、官桂、当归、芍药、白术各等分"；再述煎服法，"夫㕮咀，每服二钱，水一大盏、粟米百余粒，同煎七分，去滓，稍热服，空心，小儿量力减之"。最后，则对临证用药加减进行详细讨论，若"加熟地黄、黄芪、甘草等分，足为十味，名十补汤，大治虚劳。嗽加五味子；有痰者加半夏；发热加柴胡；有汗加牡蛎；虚寒加附子；寒甚加干姜，皆依本方等分……

若骨蒸发热，饮食自若者，用十补汤、柴胡二两，分作十服之。人参治气短，茯苓小便不利，川芎脉涩弦，官桂恶寒，当归脉涩，白芍药腹痛，白术胃热湿盛……洁古云：防风为上使，黄连为中使，地榆为下使。血瘀色紫者，陈血也，熟地黄；血鲜色红者，新血也，生地黄；寒热者，加柴胡；肌热者，加地骨皮……若脉洪实，痛甚者，加酒浸大黄"（《医垒元戎·太阳证·易简胃风汤》）。

从这种加减用药例可以看出，王好古结合脏腑辨证，从寒热虚实诸方面分析证候的变化。肺虚久嗽者，加五味子敛肺气；中焦脾气不足，气短者，加人参培补中气；肾阳不足，内生虚寒者，加附子、干姜助肾温阳；膀胱气化不行，小便不利者，用茯苓利水；胃中素有痰湿者，加半夏祛痰；湿盛者，加白术增强燥湿之力。兼有表证，热多者，加柴胡疏透表热；寒多者，加官桂散寒；汗多者，加牡蛎敛汗；阴虚骨蒸肌热者，加地骨皮凉血退虚热。腹痛者，加白芍缓急止痛；邪实血瘀气滞，腹痛甚者，加大黄（酒渍）破瘀止痛。下血紫暗，为久有瘀血，加熟地黄养血化瘀；下血鲜红，为新血势急，加生地黄凉血止血。通过以上分析，王好古的药学思想初见端倪。王好古用药仍沿袭了张元素脏腑及寒热虚实辨证的特色，并竭力敷扬药物归经理念，故引用易水先师张元素的防风、黄连、地榆分为上、中、下使之主药的归经理论，作为本方证阐述的最后结语。关于发挥，王好古在《医垒元戎》中，多次对脏腑热证加以阐述，其论多为精辟之语，反映出王好古虽然强调三阴虚寒的阴证思想，治疗善用温补之剂，但王好古亦很重视脏腑热证的诊治，其理、其论、其治皆从临床实践而来，又为临床实际服务。厥阴篇中的蒸病五蒸汤证即是其代表。

王好古论蒸病五蒸汤，实则主要阐发了脏腑气血虚热证用药例。这种用药例，脱胎于张元素的"脏腑标本虚实寒热用药式"，并加以创新，从而形成王好古自身用药之特点。王好古将热证从用药式中抽取出来，进行独立分述。他依旧按照脏腑气血虚实进行辨证用药，但尤其详于虚热证，且辨证用药极富特色。兹依式制表于下。

表2　热证辨证用药

分类			用药	
实热		黄芩、黄连、黄柏、大黄		
热证	虚热	气热	乌梅、秦艽、柴胡	
		血热	青蒿、鳖甲、蛤蚧、小麦、牡丹皮	
		肺热	鼻热：鼻干	乌梅丸、天冬、麦冬
			皮热：舌白、吐血	石膏、桑白皮
			肤热：昏昧、嗜睡	牡丹皮
			气热：遍身气热、喘促鼻干	人参、黄芩、栀子
			大肠热：右鼻孔干痛	大黄、芒硝
			脉热：唾白、谵语、脉络溢、脉缓急不调	生地黄、当归
		心热	舌热：舌干	黄连、生地黄
			血热：发焦	地黄、当归、桂心、童便
			小肠热：下唇焦	赤茯苓、木通、生地黄
		脾热	唇热：唇焦	芍药、木瓜、苦参
			肉热：食无味而呕、烦躁不安	芍药
			胃热：舌下痛	石膏、粳米、大黄、芒硝、葛根
		肝热	目热：黑眼	川芎、当归、前胡
			筋热：甲焦	川芎、当归
			胆热：眼白失色	柴胡、瓜蒌
			三焦热：乍寒乍热	石膏、竹叶
		肾热	耳热：两耳焦	生地黄、石膏、知母、寒水石
			脑热：头眩闷热	地黄、防风、羌活
			髓热：髓沸、骨中热	天冬、当归、地黄
			骨热：齿黑、腰痛足逆、变疳食咸	鳖甲、地骨皮、牡丹皮、当归、生地黄
			肉热：肢细、跌肿、脐脏俱热	石膏、黄柏
			胞热：小便赤	泽泻、茯苓、生地黄、沉香、滑石
			膀胱热：左耳焦	泽泻、茯苓、滑石

　　王好古先将热证总分虚实两端：实热证，黄芩、黄连、黄柏、大黄主之，盖黄芩、黄连、黄柏分泻上、中、下三焦脏中实火，大黄则通腑泄热。继而，详述虚热证的用药法。最后，指出成因为"凡此诸蒸，皆热病后，食肉油腻、房酒犯之而成。久蒸不除，变成痨病，即死矣"。

　　王好古论虚热，虽然遵循脏腑辨证用药，但并非张元素用药式的翻版，而是另辟蹊径。首先，王好古将虚热证分划为气、血、五脏（肺、心、脾、肝、肾）之热。而后，对每脏之虚热又从其华、其充、在体、在窍及所络之腑等诸方面辨别用药。如王好古论肺之虚热，指出肺开窍于鼻，其窍热者则"鼻干"，药用乌梅丸、天冬、麦冬。其充在皮、在肤，皮热者则"舌白、吐血"，药用石膏、桑白皮；肤热者则"昏昧、嗜睡"，牡丹皮主之。肺所主为气，气热者则"遍身气热、喘促鼻干"，药用人参、黄芩、栀子。肺与大肠相表里，其腑有热者则"鼻右孔干痛"，大黄、芒硝主之。肺又通调百脉，脉热者则"唾白、谵语、脉络溢、脉缓急不调"，药用生地黄、当归。其他四脏亦大致如此论治。

　　王好古以这种新颖别致的用药体例来论治热证，独具金元医家的创新精神。他既继承易水之学，遵循先师张元素之法；又能跳出框框，而寻求新的合于临床实际的实用活法。王好古论热证，之所以详于虚而略于实，盖因河间刘完素对火热实证的阐述已发挥尽矣。王好古则是从内伤正气不足的角度出发，示人热证亦有虚，治疗当以养阴气、清虚热为本，用药当用濡润甘凉、清退虚热之品。王好古虚热证用药例中，多用天冬、麦冬、生地黄、牡丹皮等润燥养阴，用青蒿、鳖甲、地骨皮、桑白皮、知母等清退虚热，即是例证。

　　同时，值得注意的是，从上述王好古所论热证用药例可以看出，王好古虽然学之于易水，秉承张元素、李杲之法，重视脏腑内伤，且自己又创阴证论，强调阴寒为患，治疗善用温补脾肾之法，但他并非忽视了对热证的研究。其所论热证颇为翔实，体例新颖，并能补充前人之说。可见王好古治学权衡，持论公允，不囿于学派偏争，而是求真务实，服务于临床，正如其所云："近世论医，有主河间刘氏者，有主易州张氏者。盖张氏用药，依准四时阴阳升降而增损之，正《内经》四气调神之义，医而不知此，是妄行也；刘氏用药，务在推陈致新，不使少有怫郁，正造化新新不停之义，医而不知此，是无术也。然而主张氏者，或未尽张氏之妙，则瞑眩之药，终莫敢投，至失机后时而不救者多矣；主刘氏者，未悉刘氏之蕴，则劫效目前，阴损正气，遗祸于后日者多矣。能用二家之长，而无二家之弊，则治法其庶几乎？"（《此事难知·卷下·许先生论关中梁宽甫证》）这正是王好古成功原因之所在。

又如，王好古论龙脑鸡苏丸，指出该方治上焦热，但所列主治证候则包括了上焦的肺热、心热，中焦的脾胃热、肝热，下焦的肾热。如原文所云："虚劳烦热，栀子汤下；肺热，黄芩汤下；心热，悸动恍惚，人参汤下……脾胃热，赤芍药生甘草汤下；肝热，防风汤下；肾热，黄柏汤下。"（《医垒元戎·厥阴证·龙脑鸡苏丸》）溯本求源，王好古这种论治思想是紧承张元素脏腑辨证用药理论，只是更侧重于脏腑热证的辨识。

②脏腑辨证重调脾胃：王好古深得易水之旨，他在临诊强调脏腑辨证的同时，非常重视内伤在发病中的作用，组方用药多强调固护脾胃，使其化源充，则正气自强。可以看出，易水名家是一脉相承的。

王好古重视脾胃内伤的例子，在《医垒元戎》中屡屡可见。兹举海藏五饮汤为例。王好古论此方，先列所治之五饮："一留饮心下，二澼饮胁下，三痰饮胃中，四溢饮隔上，五流饮肠间。"使所治病证，一目了然。继而指出饮病的成因："凡此五饮，酒后、伤寒、饮冷过多，故有此疾。"所论五饮的成因，既有"伤寒"外感为患，又有"酒后""饮冷过多"的内伤因素。指出同一病证既可从外而伤，又可由内而损，二者是相互影响的。这鲜明体现了王好古《医垒元戎》所倡导的内外一统论思想。最后列方药组成及煎服法，云："旋覆花、人参、陈皮、枳实、白术、茯苓、厚朴、半夏、泽泻、猪苓、前胡、桂心、芍药、甘草。上等分剉，每两分四服，水二盏，生姜十片，同煎至七分，取清温饮，无时。"并附饮食宜忌及加减例，云："忌食肉、生冷、滋味等。因酒有饮，加葛根花、缩砂仁。"

王好古治饮，亦遵循"病痰饮者，当以温药和之"的原则，方中苓桂术甘汤合泽泻、猪苓、生姜温化水饮便是体现。同时，非常重视调理脾胃，盖脾虚失运，津不正化，痰饮内生故也。方中四君子健脾益气，二陈汤合旋覆花、厚朴、枳实燥湿运脾，行气和胃。此方之妙处在于，取阴柔酸敛之芍药，以防诸燥伤胃。若因嗜酒无度，内伤脾胃而致停饮者，则用葛根花以解酒毒，缩砂仁化湿行饮、健脾和胃。食肉、生冷、滋味皆是败胃之品，故当禁忌。总之，方中处处体现其注重顾护脾胃的组方原则，盖五饮皆由于脾胃自伤，健运失职，痰饮内停，留于脏腑所致，因此，健运脾胃才是治饮之本。这一观点正是王好古传承李杲脾胃内伤学说在自身临床实践中的具体运用。

综上所述，王好古在本草学领域的贡献很大。其所著的《汤液本草》对易水学派的药学理论，如药类法象、气味厚薄、寒热升降、脏腑辨证用药及归经、引经报使等，进行了系统的总结和创新，是易水学派本草学思想智慧的结晶，并吸收历代医家的本草学理论和经验，集历代本草学成就于一书，代表了当时本草学研究的最高成就。

（三）创立"三焦寒热用药"体例

三焦之名，首见于《黄帝内经》。《素问·灵兰秘典论》曰："三焦者，决渎之官，水道出焉。"《灵枢·本输》云："三焦者，中渎之腑也，水道出焉，属膀胱，是孤之腑也。"《难经》对其又有发挥。如《难经·三十一难》说："三焦者，水谷之道路，气之所终始也。上焦者，在心下，下膈，在胃上口，主纳而不出……中焦者，在胃中脘，不上不下，主腐熟水谷……下焦者，在脐下，当膀胱上口，主分别清浊，主出而不纳，以传导也。"《难经·三十八难》也说："所以腑有六者，谓三焦也。有原气之别焉，主持诸气，有名而无形，其经属手少阳。"综合《黄帝内经》《难经》有关三焦的论述，主要有运行水液，主气、司人体气化，三焦为"孤腑"，有名而无形等。

1. 对三焦生理、病变的认识

王好古之师李杲，在《黄帝内经》《难经》理论的基础上，强调了中焦脾胃的重要性。其在《医学发明·三焦统论》曰："三焦，有名无形，主持诸气，以象三才之用。"又曰："是以上焦在心下，主内而不出。中焦在胃中脘，主腐熟水谷。下焦在脐下，主分别清浊，出而不内。统而论之，三者之用，本于中焦。中焦者，胃脘也。"

王好古在《黄帝内经》《难经》及李杲理论的基础上提出了新的见解，首先确定了三焦的划分，言"头至心为上焦，心至脐为中焦，脐至足为下焦"。对于三焦的功能，王好古认为，"上焦者，主内而不出；中焦者，主腐熟水谷；下焦者，主出而不纳"。其言："手三焦主持上也，足三焦主持下也，上、中、下三焦通为一气，卫于身也，为外护。"又言："上焦如雾者，气也；下焦如渎者，血也；中焦者，气血分之也。下焦在脐下，膀胱上口，主分别清浊，出而不内，即传道也。"

关于三焦疾病的临床表现，《灵枢·邪气脏腑病形》云："三焦病者，腹气满，少腹尤坚，不得小便，窘急，溢则为水，留则为胀。"李杲在《医学发明·三焦病》中的论述，基本与《灵枢·邪气脏腑病形》相同。关于三焦病的治疗方法，李杲指出"治宜升降气道，则胀满自消，水道自利矣"。王好古在谈到三焦病变时说："清邪中于上焦，名曰洁也，头痛，项强，腰脊痛；浊邪中于下焦，名曰浑也，阴气为慄，便溺妄出。"又说："上焦怫郁，脏气相熏；中焦不治，胃气上冲，荣卫不通，血凝不流……下焦不阖，清便下重，便数而难，脐肠㽱痛，命将难全。"（《此事难知·卷下》）。较此前论证更为详细、具体，可见王好古对三焦的认识更为深入。

2. 创立"三焦寒热用药"体例

王好古在张元素的脏腑辨证理论的基础上有所发挥，创立了"三焦寒热用药"体例，形成了独立的三焦分证体系。其医著《医垒元戎》中，有"三焦热用药六例"的论述。"上焦热，清神散、连翘防风汤、凉膈散、龙脑饮子、犀角地黄汤；中焦热，小承气汤、调胃承气汤、洗心散、四顺清凉饮、桃仁承气汤；下焦热，大承气汤、五苓散、八正散、石韦散、抵当汤丸"。在《此事难知》中有"三焦寒热用药图"。指出："三焦热，治小便不利，上焦热，用栀子、黄芩；中焦热，用黄连、芍药；下焦热，用黄柏、大黄。大便，小便通，上焦寒，用陈皮、厚朴；中焦寒，用藿香、白芷；下焦寒，用干姜、丁香、肉桂、附子、沉香。"

王好古在《医垒元戎》中提出的"三焦寒、三焦热用药大例"，是极富有创造性和革新性的理论发挥，形成了三焦分寒热用药的理论构架。后世著名温病学家吴鞠通，秉承此三焦分证观点并加以发展，编撰《温病条辨》，建立了温病学三焦辨证的理论体系，故王好古三焦分证思想，对后世温病学的发展产生了极为深远的影响。

王好古以三焦分寒热用药的理论构架，实是脱胎于张元素所创立的"脏腑标本虚实寒热用药式"。张元素重视脏腑辨证，受到华佗《中藏经》的影响，并结合自己的临证体会，探讨脏腑经络脉证，均从虚实寒热生死逆顺诸方面进行分析，从而形成了五脏六腑十一经（未及心包经）的辨证体系。由于辨证从虚实寒热着手，论治必以补泻温凉为指归。因此，张元素创立了"脏腑标本寒热虚实用药式"，对各脏腑的用药都是按照温凉补泻加以归纳而形成规律。

张元素在他的五脏六腑十一经辨证中，亦涉及三焦，但他是把三焦作为六腑之一，采用"脏腑标本寒热虚实用药式"统一模式进行论述。张元素对于三焦的论治，依其用药式制表于下。

表3   张元素三焦用药式

分类	治法	用药	
虚实	实火泻之	汗：麻黄、柴胡、葛根、荆芥、升麻、薄荷、羌活、石膏	
		吐：瓜蒂、食盐、齑汁	
		下：大黄、芒硝	
	虚火补之	上焦：人参、天雄、桂心	
		中焦：人参、黄芪、丁香、草果	
		下焦：黑附子、肉桂、硫黄、人参、沉香、乌药、补骨脂	
标本	本热寒之	上焦：黄芩、连翘、栀子、知母、玄参、石膏、生地黄	
		中焦：黄连、连翘、生地黄、石膏	
		下焦：黄柏、知母、生地黄、石膏、丹皮、地骨皮	
	标热散之（解表）	柴胡、细辛、荆芥、羌活、葛根、石膏	

可以看出，张元素的学术思想中，虽涉及了三焦的证治，但从属于他所创立的脏腑辨证论治体系，即作为五脏六腑十一经辨证和"脏腑标本寒热虚实用药式"的一部分内容加以提及，并未把三焦作为一个单独的辨证体系分立出来。

王好古秉承张元素的脏腑辨证理论并加以发挥，将三焦证治从"脏腑标本寒热虚实用药式"的框架中分立出来，创造性地采用"三焦寒、三焦热用药大例"的形式，对三焦证治进行专门阐述。而这种思想在《医垒元戎》中有多处体现，从而形成了三焦分证的独立体系。王好古"三焦寒、三焦热用药大例"如下所示。

表4　三焦热用药大例

分类		用　药
三焦	上焦热	清神散、连翘防风汤、凉膈散、龙脑饮子、犀角地黄汤
	中焦热	小承气汤、调胃承气汤、洗心散、四顺清凉饮、桃核承气汤
	下焦热	大承气汤、五苓散、八正散、石韦散、抵挡汤丸
气血	气分热	柴胡饮子、白虎汤
	血分热	清凉饮子、桃核承气汤
通治大热		三黄丸、黄连解毒汤

表5　三焦寒用药大例

分类		用　药
三焦	上焦寒	桂附丸、铁刷汤、胡椒理中丸
	中焦寒	二气丸、附子理中丸、大建中汤
	下焦寒	还少丹、八味丸、大真丹
气血	气分寒	桂枝加附子汤、桂枝加芍药汤、人参新加汤
	血分寒	巴戟丸、神珠丹
通治大寒		大巳寒丸、四逆汤

　　王好古论治三焦，分为三焦热证与三焦寒证两大独立部分，即"三焦热用药大例"与"三焦寒用药大例"。每一部分均从三个方面内容进行讨论，即上、中、下三焦的治疗，气分与血分的治疗，以及通治法，皆附以详备的方剂。

　　王好古论"三焦热用药大例"，首先指出上、中、下三焦热证的治疗方剂，如上焦热，用清神散、连翘防风汤、凉膈散、龙脑饮子、犀角地黄汤；中焦热，用小承气汤、调胃承气汤、洗心散、四顺清凉饮、桃核承气汤；下焦热，用大承气汤、五苓散、八正散、石韦散、抵挡汤丸。

其次，提出气血分有热的治疗方剂，气分热，用柴胡饮子、白虎汤；血分热，用清凉饮子、桃核承气汤。最后指出通治大热方，即三黄丸、黄连解毒汤。

与上相仿，王好古所论"三焦寒用药大例"，首先指出上、中、下三焦寒证的治疗方剂：上焦寒，用桂附丸、铁刷汤、胡椒理中丸；中焦寒，用二气丸、附子理中丸、大建中汤；下焦寒，用还少丹、八味丸、大真丹。之后，提出气血分有寒的治疗：气分寒，用桂枝加附子汤、桂枝加芍药汤、人参新加汤；血分寒，用巴戟丸、神珠丹。最后列出通治大寒，用大已寒丸、四逆汤。

需要指出的是，在"三焦寒、三焦热用药大例"里，王好古明确提出了气分证与血分证之别，并将其列于三焦之后进行论治。而在张元素的"脏腑标本虚实寒热用药式"中，亦有对气分、血分寒热的辨证治疗，但分散于心、脾、肾、小肠等脏腑的虚实辨证之中，且有药无方。而王好古则将其列于三焦寒、三焦热用药大例里，附以治疗方剂，作为三焦分证体系的一部分内容。其中，王好古用白虎汤、柴胡饮子治疗气分热；用清凉饮子治疗血分热。而后世温病学派所倡导的卫气营血辨证中，采用清热泻火法（如白虎汤、白虎加人参汤等）以治气分证，用清热凉血法（如犀角地黄汤等）以疗血分证。后者显然与前者有其同源性，后来的温病学派当是借鉴了王好古这种气分热、血分热论治方法。

（四）对针灸学的贡献

王好古临床虽以方药为主，但在其现存著作中，涉及针灸内容者，也有数十条之多，在《此事难知》一书中，比较系统地记载了他运用五输穴方面的成就，书中提到了五输穴和原穴的使用、伤寒热病针灸法及阴证灸法等。

1. 五输穴的临床应用

（1）辨证、辨时选穴

《难经·六十八难》曰："井主心下满，荥主身热，俞主体重节痛，经主喘咳寒热，合主逆气而泄。此五脏六腑其井、荥、俞、经、合所主病也。"一般认为，《难经》这段话是对井荥俞经合五输穴共性的概括，即言各经中井穴都可以治疗心下满，各经荥穴都可治疗身热病等。后世医家也多根据五输穴与五行的配属关系，从广义上去理解五输穴的功效，然而验之临床此法常有失牵强，因为各经五输穴的功效往往与各经的生理及病变有关，不能一概而论。例如，"合主逆气而泄"，"逆气而泄"多与胃肠功能紊乱有关；若病在胃肠，选用足三里、曲池自然适宜，而用他经之合穴，恐难奏效。有鉴于此，王好古指出，必须先根据患者的临床表现，判断病在何经、何脏，明确经脉之所属，然后根据患者的特定症状，决定使用那一经的五输穴。如"假令胆病善洁，面青，善怒（元证），得弦脉（脉合），又病心下满（当刺胆井）；如见善洁，面青，善怒，脉又弦，又病身热（当利胆荥）"。此言出现胆病症状，如善洁、面青、善怒为元证，弦脉为脉合，明确为胆经病变；若兼见心下满，当针刺胆的井穴；兼见身热表现时，应针刺胆经荥穴。这样便将各经五输穴的使用和各经的病候有机地结合在一起，做到辨证选穴，有的放矢。

在处理五输穴与四时的关系方面，《难经·七十四难》云："经言春刺井，夏刺荥，季夏刺俞，秋刺经，冬刺合者，何谓也？然，春刺井者，邪在肝；夏刺荥者，邪在心；季夏刺俞者，邪在脾；秋刺经者，邪在肺；冬刺合者，邪在肾。"主张肝病应选用各经井穴，时间应该在春季；心病应选用各经荥穴，时间应该在夏季等。这种使用方式，不但存在前述五输穴的使用与病证所属脏腑经脉分离的缺陷，而且由于时间的限制，实际运用亦有诸多不便。因此，王好古认为应先确定是何经、何脏病变，然后根据季节选择五输穴，如"假令肝经淋溲，便难，转筋，春刺井，夏刺荥，秋刺经，冬刺合"，即见肝病，春季应选肝经井穴，夏季应选肝经荥穴，秋季应选肝经经穴等。这样，就由《难经》以病变脏腑决定腧穴类别和针刺时机（季节），发展为以病变脏腑决定经脉，再根据季节选用具体腧穴。这种选穴方式，既兼顾了季节与五输穴的关系，又避免了上述不足，更具临床实用价值。

（2）据邪气性质选穴

《此事难知·阴阳例》还记载一种阴阳配穴法，此为根据病邪的阴阳属性选择五输穴的方法。其云："假令胆病善洁，面青，善怒，脉得浮之实大，沉之损小，是感得父气，为阳中之阳，当于本经中泻火补水；却得浮之损小，沉之实大，是感得母气，为阴中之阳，当于本经中泻水补火。"王好古以脉象判断患者所感邪气的阴阳属性，胆病若脉象表浅，洪大有力（如邪热内结，则脉象沉细），都为阳中之阳，可泻本经的火穴（经穴——阳辅），补本经之水穴（荥穴——侠溪）；若脉象浮而沉细（如寒邪入里，则脉象沉而有力），都为阴中之阳，治疗应泻本经之水穴，补本经的火穴。王好古在文中仅举胆经一例，未言及阴经，依上下文分析，本法的着眼点在外邪的阴阳属性，即阳邪泻火穴，阴邪泻水穴，且水火补泻相反。本法的理论依据是补火穴可温经散寒，泻火穴可清泄邪热，补水穴可养阴清热，泻水穴可驱散寒邪，简明扼要，寓意深刻，有较好的临床实用价值。

（3）根据五行传变选穴

王好古在《此事难知·配合例》中，根据《难经·七十七难》之"上工治未病者，见肝之病，则知肝当传于脾，故先实其脾气，无令受肝之邪气也"的论述，提出应根据疾病传变规律指导针灸选穴，其法为先确定病变的脏腑，再根据五行乘侮关系判断可能被传变之脏，然后选取两经的本穴（即五输穴中五行属性与该经五行属性相同者）和母穴（即五输穴中五行属性与该经五行属性有相生关系者），所病经之穴用泻法，传变之经用补法。如"假令见肝病，欲实其脾者，先于足太阴经中补土字一针，又补火字一针；后于足厥阴肝经内，泻木字一针，又泻火字一针"。即言见肝病，知肝传脾，治疗上要补脾泻肝。文中脾经土字一针、火字一针，指的是太白（土）和大都（火）；肝经木字一针，火字一针，指的是大敦（木）和行间（火）。分析此例，具体应指实证而言，因为先补的是传变之经的本穴和母穴，后泻的是本经的本穴和子穴。

另外，王好古根据五行相生的原理，把疾病的母子传变灵活应用于选择五输穴上。如《此事难知》中的"子母例"，即言疾病母子传变的治疗。如"假令见肝病满闷，淋溲，便难，转筋，又见心病烦心，心痛，掌中热而哕，当于足厥阴肝经内木火二字各一针"，指初见肝病，又见心病症状，知为母病传子，治疗上选择针刺先病的母脏上的本穴（木穴——大敦）和子穴（火穴——行间）来治疗。

2. 原穴"拔源"说

王好古认为原穴可以拔源。其在《此事难知·拔源例》中说："假令针本经病，又于本经原穴亦针一针。如补肝经，亦于肝原穴上补一针；如泻肝经，亦于肝经原穴上泻一针。如余经有补泻，针皆仿此例，亦补泻各经原穴。"并举例说："心痛，脉沉，肾原穴；脉弦，肝原穴；涩脉，肺原穴；缓脉，脾原穴。身之前，足阳明原穴；身之后，足太阳原穴；身之侧，足少阳原穴。"分析此段原文，其主症为心痛，当脉沉时，取肾之原穴；脉弦时，取肝之原穴；涩脉时，可取肺之原穴；脉缓时，取脾之原穴。身之前的症状，取足阳明经原穴；身之后的症状，取足太阳原穴；身之侧的症状，取足少阳经原穴。此例突出体现了王好古辨证取"原"的思想，既有脉诊，又有辨证，同时还有根据经脉循行部位来取原穴。王好古用原穴是有自己独特想法的。《黄帝内经》及前世医家未明确提出原穴"拔源"说。王好古认为原穴对本脏腑、本经脉的急、慢、虚、实证有较好的调治作用，如辨证准确，用补或泻法针刺原穴，对于治疗疾病及巩固疗效均有积极作用。

3. 倡伤寒热病针灸说

"针""刺"二字，屡见于王好古的医书中。如《医垒元戎·阳明证》中记载："有热入血室谵语，阳明病下血谵语者，热入血室，但头汗出，刺期门。又妇人中风，经水适来，谵语，为热入血室，小柴胡汤，刺期门穴；有肝乘脾谵语，伤寒腹满谵语，寸口脉浮而紧，此肝乘脾也，名曰横，刺期门穴。"上文是对《伤寒论》"热入血室"神昏谵语可刺理论的进一步发挥，一向为历代医家所认同。

4. 阴证"重灸"说

王好古创立了阴证学说，所谓阴证，类似现代传染病后期衰竭性病证。在病机上，王好古列举有阴盛格阳、内阴外阳、阴证似阳、下虚戴阳、阴阳易等，其本质在于"大抵阴毒本因肾气虚寒，或因冷物伤脾，外伤风寒，内即伏阴，外又感寒，或先外寒而内伏阴，内外皆阴，则阳气不守"。这一病机分析，是王好古的一种创新。王好古主张阴证多用灸法，在《阴证略例·活人阴脉例》中指出："若阴气毒盛，阳气暴厥，则为阴毒，其证四肢逆冷，脐腹筑痛，身如被杖，脉沉疾，或吐利，当急救，可灸脐下，服以辛热之药，令阳气复而大汗解矣！"还谈道："古人谓少阴、厥阴、阴毒三证则宜灸，或用葱熨等法，皆为身表凉故也。若阴气在内，阳气在外，身表壮热，手足大温或热不等，则不宜灸之。若遇前三证，用热醋炒麸注布袋中，脐下熏蒸熨极妙。又云：三阴证，陷骨、歧骨间，三五七壮灸，足温生。"（《阴证略例·论宜灸不宜灸并汤沐四肢法》）又说："若阴毒已深，疾势困重，六脉附骨取之方有，按之既无，一息八至以上，或不可数，至此则药饵难为攻矣！但于脐中用葱熨法，或灼艾三五百壮已来，手足不温者，不可治也。如手足得温，更服热药以助之。若阴气阳气来，即渐减热药而调治之。"(《阴证略例·阴毒三阴混说》)《阴证略论·阴毒三候》指出："阴毒渐深候：或寸口小而尺脉微大，亦同积阴感于下，则微阳消于上，故其候沉重，四肢逆冷，腹痛转甚，或咽喉不利，或心下胀满，结硬躁渴，虚汗不止，或时狂言，爪甲面色青黑，六脉沉细而一息七至以来。有此证者，速宜于气海或关元二穴灸三二百壮，以手足和暖为效，仍服金液丹、来复丹、玉女散、还阳散、退阴散之类，随证选用之。"

王好古对针灸疗法的临床应用，丰富和发展了《黄帝内经》《难经》的针灸学理论，为后世针灸临床提供了宝贵经验与借鉴，为针灸学的传承做出了贡献。

王好古

临证经验

易水学派医家自张元素始均是著名的临床医学家，在用药方面颇有创见，并且善于归纳总结，使之成为独特的临床用药理论。作为易水学派的中坚人物，王好古在继承发扬先师张元素脏腑用药及李杲调补脾胃理论的基础上，组方用药又有所创新。具体而言，有以下几方面的特点。

一、治疗特色

（一）创"三法五治"之法

王好古根据疾病变化的进程，提出了初、中、末三段的治疗法则，并说明三法的具体内容及病机原理、临床应用范围。如"初治之道，法当猛峻者，谓所用药势疾利猛峻也。缘病得之新暴，感之轻，得之重，皆当以疾利猛峻之药急去之。中治之道，法当宽猛相济，为病得之非新非久，当以缓疾得中之养正去邪，相兼济而治之……末治之道，法当宽缓。宽者谓药性平善，广服无毒，惟能养血气安中。盖为病证已久，邪气潜伏至深而正气微治，故以善药广服，养正多而邪气自去。更加以针灸，其效必速"（《此事难知·三法五治论》）。

王好古还提出疗病之道，"有五治法焉，和、取、从、折、属也"（《此事难知·三法五治论》）。具体而言，"一治曰和，假令小热之病，当以凉药和之，和之不已，次用取。二治曰取，为热势稍大，当以寒药取之，取之不已，次用从。三治曰从，为势既甚，当以温药从之，为药气温也，味随所为，或以寒因热用，味通所用，或寒以温用，或以发汗之，不已又再折。四治曰折，为病势极甚，当以逆制之。逆制之不已，当以下夺之，下夺之不已，又用属。五治曰属，为求其属以衰之。缘热深陷在骨髓间，无法可出，针药所不能及，故求其属以衰之"（《此事难知·一治各有五、五五二十五治如火之属衰于戌金之属衰于辰是也》）。

（二）伤寒阴证治疗特点

王好古认为，内伤饮冷、雾露入腹等因素，导致脾肾损伤，阳气衰惫，阴寒弥漫，是形成阴证的主要病机，故临床用药主张温养脾肾，极力反对使用寒凉之品，明确强调"双解、蜜茶、沐浴，阴证皆不可用"。即对《伤寒论》第29条阳气来复以后"若胃气不和，谵语者，少与调胃承气汤"的治法也持有异议，认为"先温后下，不可轻用，内别有消息"。因此，治疗阴证选用方药，一般多温热辛甘，少有苦寒。其《阴证略例》载方58首，其中温中散寒和破阴回阳的方剂共46首，占总数的79%。而且，在多数方剂中，常数味温热药物并用。其中尤以附子、干姜并用之方居多，达16首。还有附子、硫黄，川乌、干姜，附子、硫黄、桂心、干姜并用等配伍。如其用返阴丹（硫黄、太阴玄精石、硝石、附子、干姜、桂心）以治阴毒伤寒，心神烦躁，头痛，四肢逆冷。用霹雳散（附子一枚，细末）治阴盛格阳，烦躁不饮水。用回阳丹（硫黄、木香、荜澄茄、附子、干姜、干jjq蝎、吴茱萸）治阴毒伤寒，面青，手足逆冷，心肠气胀，脉沉细。用正阳散（附子、皂荚、干姜、甘草、麝香）治阴毒伤寒，面青，张口气出，心下硬，身不热，只额上出汗，烦躁不止，舌黑多睡，四肢俱冷。用火焰散（舶上硫黄、附子、新蜡茶）治伤寒恶候。用白术散（川乌、桔梗、附子、白术、细辛、干姜）治阴毒伤寒，心间烦躁，四肢逆冷。用肉桂散（肉桂、赤芍、陈皮、前胡、附子、当归、白术、吴茱萸、木香、厚朴、高良姜、人参）治疗伤寒服凉药过度，心腹胀满，四肢逆冷，昏睡不识人，变为阴毒恶证。以上诸方药中，返阴丹、回阳丹、火焰散、霹雳散、正阳散等均用附子为主要药物。若白术散、肉桂散之类，又多附子、白术并用，脾肾兼顾。

其自制方剂，具有味少量轻，注重健脾温阳的特点。如治疗内感阴证兼有外感寒湿的神术散，由苍术、防风、甘草、生姜、葱白五味组成，其用量三钱；对内伤冷物，外感风邪有汗者，用白术汤（白术、防风、甘草）；对伤寒内感拘急，三焦气虚无汗，手足自汗，或手背多汗，或肢体振摇，腰腿沉重，面红目赤等阴气盛阳气衰，两脉浮沉不一，或左右往来不定，有沉、涩、弱、弦、微五种阴脉形状而举按无力者，用黄芪汤（人参、黄芪、白茯苓、白术、白芍、甘草），以人参、白术、黄芪等为主，扶正达邪。

王好古虽善用温补，但对当温、当热的界限是非常严格的，曾明言"用附子，不得已也"。何以如此谨慎？认为"附子味辛热，能行诸经而不止"，宜在内外皆寒、身凉、脉沉细的情况下而用之。若在"里寒身表大热"之时便用附子，"切恐转生他证，昏冒不止"，故王好古谆谆告诫"可慎，可慎"！若病人"身尚热，但用干姜之类，以其味苦能止而不行，只是温中一法；若身热消而变凉，内外俱寒，姜、附合而并进，温中行经，阳气俱生，内外而得，可保康宁"（《阴证略例·用附子法》）。这正是王好古运用温法的特色所在，对临床颇有指导意义。

（三）癍疹治疗特点

王好古亦擅长小儿癍疹的治疗，其将平日研究的心得和临证经验，撰成《海藏癍论萃英》一书。他师承张元素之学，对癍疹主张六经辨证施治。书中首列"疮疹标本"，次列治法及方药，后附"洁古老人癍论"和"海藏老人癍论"。指出"癍之为病，皆由子在母胎中时浸渍，食母血秽，蕴而成毒，皆太阴湿土壅滞，君相二火之所作也。因小儿真气既盛，正气又旺，邪气所客，或因天冷，或因伤表，或因伤里，癍由是而生焉。治当何如？

外者外治，内者内治，中外皆和，其瘢自出。至于恶寒者发之表，大热者夺之，渴者清之，大便秘结者下之，小便不通者利之，惊者安之，泄者分之"（《海藏瘢论萃英·海藏老人瘢论》），这是王好古对瘢疹的审因论治。在临床上对瘢疹的鉴别及形病、气病的诊断，认为"小儿耳冷骶冷，手足乍暖乍凉，面赤，时嗽时嚏，惊悸，此疮疹欲发"（《海藏瘢论萃英·疮疹标本》）。不论已发、未发，都可服用升麻葛根汤或消毒散，并用黄柏膏搽面。再以胡荽酒微喷患者，从顶至足，务要均匀，不要喷到面部。根据疮疹已出未出的声音变化，对形病、气病的诊断，他认为已出，后有声音，是形病而气不病；疮疹未出，先声音不出，是形不病而气病；若疮疹出而声音不出，是形气俱病。至于治疗方面，如暑月烦躁，与白虎汤、玉露散，热盛与紫雪；咽喉生疮，与甘桔汤、甘露饮子。王好古把这些方剂归纳为经及气血等类。如升麻葛根汤为太阳、阳明之剂，消毒散为太阳之剂，白虎汤为阳明之剂，甘露饮子、玉露散为太阴、少阴之剂，甘桔汤为少阴之剂。并以紫雪、天冬、麦冬、黄芩、地黄列为血分之剂；石膏、寒水石列为气分之剂。如疮疹已出不快，他也是辨证分经，按经施治。出不快，用化毒汤；出太多，用犀角地黄汤或地骨皮鼠黏子汤；咽不利，用桔梗甘草鼠黏子汤；烦者，用桔梗甘草栀子汤；肺不利，用紫草茸甘草枳壳汤。太阳出不快，用荆芥甘草防风汤；阳明出不快，用升麻加紫草汤；少阳出不快，用连翘防风汤；四肢出不快，用防风芍药甘草汤。

　　综观以上用药，王好古对瘢疹论治，并不是如阴证一样，都要用温热一派的药；相反他也采用寒凉的方剂，如白虎汤、犀角地黄汤、甘露饮子及泻白散、泻黄散、连翘散、导赤散、凉膈散、泻青丸等。这些事实表明，王好古用药并不是完全囿于温补一面。

二、组方用药特色 🐦

王好古临诊非常讲求辨证，故临床用药善于随证化裁，善用名方加减，并提出了诸化裁方，这是一种别具匠心的用药模式。如理中汤在《伤寒论》中有8种加减法，而《医垒元戎》则补充了20多个加减法；四物汤的加减法有60余种，平胃散的加减法有30余种，充分扩大了方剂的应用范围，体现了辨证论治的灵活性，对临床实践有重要参考价值。《医垒元戎》中的"四物汤加减例""理中汤加减例""发黄茵陈蒿汤加减例"及论发癍诸药，即是其代表。试述如下。

（一）四物汤加减例

四物汤本是《太平惠民和剂局方》治疗"冲任虚损，月水不调，脐腹疙痛，崩中漏下，血瘕块硬，发歇疼痛，妊娠宿冷，将理失宜，胎动不安，血下不止，及产后乘虚，风寒内搏，恶露不下，结生癥聚，时作寒热"等妇科诸疾的良方，其功用为"调益荣卫，滋养气血"。王好古运用四物汤及诸加减例，则大大扩宽了该方的主证范围。其论述可谓详备之至，篇幅宏大，却系统有序；内容繁多，却井然有序；平述之中，却独有特点。归纳起来，大致有以下几方面特点。

1. 用归经理论阐释组方机理

四物汤由熟地黄、川芎、芍药、当归四药组成。王好古据所倡之药物归经理论，指出熟地黄入肾，"乃通肾经之药也"，能"补血，如脐下痛，非此不能除"；川芎入肝，"乃通肝经之药也""治风泄肝木也，如血虚头痛，非此不能除"；芍药入脾，"乃通脾经之药也"，能"和血理脾，如腹中虚痛，非此不能除"；当归亦入肾，"乃通肾经之药也""如血刺痛，非此不能除"。这样，王好古利用药物归经的方法，不费笔墨就将四物汤补血调冲、和血止痛的功用阐述明了，充分体现了归经理论在临床组方用药中的价值。

2. 顺应四时加减例

王好古治病重视因时制宜。指出"若妇人当服，春倍川芎，脉弦头痛"，盖春为风行之季，肝络易受邪气，故倍川芎，以疏肝木；"夏倍芍药，脉洪飧泄"，夏为暑热，长夏多湿，易伤脾胃，故倍芍药以和血理脾；"秋倍地黄，脉沉涩血虚"，秋为燥盛之季，易致人血亏津燥，故倍地黄以补血润燥；"冬倍当归，脉沉寒而不食"，冬为寒气所主，易使气血凝滞，故倍当归温经活血行滞。因四气各有所主时宜，气候更迭，邪气亦有所变，则人之所伤必有不同，故治疗当因时制宜，加减用药。

又"若春则防风四物汤，加防风、倍川芎；若夏则黄芩四物汤，加黄芩、倍芍药；若秋则门冬四物汤，加天门冬、倍地黄；若冬则桂枝四物汤，加桂枝、倍当归"。皆是根据四时邪气之盛衰，添加时令主药。如春用防风以散风邪，夏用黄芩以清火热，秋用天冬以养阴润燥，冬用桂枝以温阳通络。

3. 四物诸六合汤加减例

此加减例独具匠心，堪为王好古遣方用药的一大特色。六合汤，即在四物汤证的基础上，根据随证之不同，各用两味药与四物汤相合。因其组方共有六味药物，故称为六合汤。王好古运用六合汤加减例，打破了四物汤只治疗妇科病证的局限，而是将其广泛用于诸杂病与伤寒外感病的治疗，从而扩大了四物汤的主治范围。这种创造性地将杂病方进行加减，以治疗外感病的用药方法，正是《医垒元戎》一书所倡导的最核心的观点——"伤寒杂病一体论"，在临床实践中的充分体现。

（1）治疗内伤诸杂病

王好古指出"若妇人筋骨肢节痛及头痛，脉弦，憎寒如疟，宜治风六合"，用四物汤加防风、羌活，以治风痛证。"若血气上冲，心腹胁下满闷，宜治气六合"，用四物汤加木香、槟榔，以疗胁腹气滞。"若脐下虚冷腹痛，及腰脊间闷痛，亦玄胡六合（小腹痛者同）"，用四物汤加玄胡、苦楝，以治下元腹痛证。"若虚劳气弱，咳嗽喘满，宜厚朴六合"，四物汤加厚朴、枳实，以治肺喘证。

（2）治疗伤寒外感病

王好古大致按妇人感邪后循六经传变之序（从三阳到三阴经），进行加减例用药。这种论证方法，自是遵循了张仲景以六经辨伤寒的体例，又是《医垒元戎》以六经分证，内外一体论的缩影。若"脉浮而弱，太阳经病，宜表虚六合汤"，四物汤加桂枝、地骨皮，以治风寒表虚；"若妊娠伤寒头痛，身热无汗，脉浮紧，太阳经病，宜表实六合汤"，四物汤加麻黄、细辛，以治风寒表实；"若妊娠伤寒中风，湿之气，肢节烦疼，脉浮而紧，头痛，宜风湿六合汤，太阳标病也"，四物汤加防风、苍术，以治风湿在表。以上所论，为邪在太阳之表。"若妊娠伤寒胸胁痛而脉弦，少阳也，宜柴胡六合汤"，四物汤加柴胡、黄芩，以和解少阳，此邪在少阳半表半里。"若妊娠伤寒大便硬，小便赤，气满，而脉沉数，阳明太阳病也，急下之，宜大黄六合汤"，四物汤加大黄、桃仁，以治阳明腑实证；"若妇人妊娠伤寒汗下后，虚痞胀满者，阳明本虚也，宜厚朴六合汤"，四物汤加厚朴、枳实，以治阳明气滞；"若妊娠伤寒身热大渴，蒸蒸而烦，脉长而大者，宜石膏六合汤"，四物汤加石膏、知母，以治阳明经热证。此之所论，为邪在阳明之里。

"若妊娠伤寒，小便不利，太阳本病，宜茯苓六合汤"，四物汤加茯苓、泽泻，以通利小便；"若妊娠伤寒汗下后，血漏不止，胎气损者，宜胶艾六合汤"，四物汤加阿胶、艾叶，以固血止崩；"若妊娠伤寒四肢拘急，身凉微汗，腹中痛，脉沉而迟，少阴病也，宜附子六合汤"，四物汤加附子、肉桂以回阳散寒，提示邪气已入于少阴之分。

4. 四物各半汤加减例

王好古论四物汤加减例，形式多样，富于变化，此各半汤加减例即其一。如"若四肢肿痛，不能举动，四物苍术各半汤主之"；"若治燥结，四物与调胃承气汤各半为玉烛散"；"若流湿润燥，宜四物理中各半汤"；"若胞胎气，令人有子，四物与缩砂仁四君子汤各半"；"若产妇诸证各随六经，以四物与仲景药各半服之，其效如神"。这种临床用药加减例形式，实为王好古对张元素用药组方思想的传承，正如王好古所云："四物与桂枝、麻黄、白虎、柴胡、理中、四逆、茱萸、承气、凉膈等，皆可作各半汤，此易老用药大略也。"

5. 四物随症用药加减例

王好古临床注重随症加减，如四物随证用药加减例中，借秦艽、羌活祛风之力，以治"风眩运"；以黄连、栀子苦寒之性，治"发热，而烦不能睡卧者"；借干姜、附子纯阳之性，以治"虚寒，脉微自汗，气难布息，清便自调"；用白术、茯苓运脾化湿之力，以治"中湿，身沉重无力，身凉微汗"。

再如，"热与血相搏，口舌干渴，饮水"，加瓜蒌、麦冬生津止渴；"腹中刺痛，恶物不下"，加当归、芍药调血化瘀；若血崩者，加生地黄、蒲黄、黄芩清热凉血止崩；因热生风者，加川芎、柴胡、防风入肝之药，以泄肝木；若藏秘涩者，加大黄、桃仁导滞通便；若呕者，加白术、人参、生姜健脾和胃止呕；若大渴者，加知母、石膏清泻里热等。这些加减用药例，皆反映出王好古深厚的药学功底。王好古博学多思，勤于临床，善于归纳药物，为我所用，故临证处方运用自如，给后世树立了博学、勤学、善思、善用的典范。

四物汤诸加减例，是王好古诸多学术思想的综合体现，他或继承前人，或自我创新；或循常理，或发己见；在实践中总结理论，借理论去指导实践，展现出金元医家务实创新、弘扬个性的特有的精神风貌。

（二）理中汤加减例

理中汤（丸），张仲景用以治霍乱寒多不饮水，大病瘥后，喜睡，久不了了，胸上有寒，统属中焦虚寒之证。王好古谓："若面黄洁，脉浮沉不一，缓而迟者，伤在太阴也。"（《阴证略例·海藏老人内伤三阴例》）《阴证略例》中的理中汤（丸），则是王好古三阴寒证用温药系列里治疗太阴脾虚寒的要方。故《医垒元戎》太阴篇中的理中汤加减例，实为对《阴证略例》关于阴证治疗的补充。归纳理中汤加减例，有以下几方面的内容。

1. 治疗霍乱加减法

王好古针对霍乱主症及或然症，详述加减法："若霍乱吐泻者，加橘红、青橘各一两，名治中汤。""若干霍乱心腹作痛，先以盐汤少许，顷服，候吐出，令透，即进此药。""若呕吐者，于治中汤内加丁香、半夏一两，每服生姜十片，同煎；若泄泻者，加橘红、茯苓各一两，名补中汤。""若溏泄不已者，于补中汤内加附子一两，不喜饮，水谷不化者，再加缩砂仁一两，共成八味。""若霍乱吐下，心腹作痛，手足逆冷，于本方中去白术、加熟附，名四顺汤。""若霍乱后转筋者，理中汤内加火煅石膏一两。"

此外，王好古还指出了方药化裁的渊源关系。如共为寒气、湿气所中者，加附子一两，名附子理中汤；理中汤加橘红、青橘，名治中汤；加橘红、茯苓，名补中汤；去白术，加熟附，名四顺汤等。

2. 治"伤寒结胸"加减法

"若伤寒结胸，先以桔梗、枳壳等分，煎服，不愈者，及诸吐利后胃痞欲绝，心膈高起急痛，手足不可近者，加枳实、茯苓各一两，名枳实理中汤"。"若渴者，再于枳实理中汤内加瓜蒌根一两"。

3. 其他病证加减法

"若脐上筑者，肾气动也，去白术加官桂一两半，肾恶燥故去术；恐作奔豚，故加官桂”；“若悸多者，加茯苓一两”；“若渴欲饮水者，添加术半两”；“若苦寒者，添加干姜半两”；“若腹满者，去白术加附子一两”；“若饮酒过多，啖炙烤热食发衄者，加川芎一两”；“若伤胃吐血，以此药能理中脘，分利阴阳，安定血脉，只用本方”；“若中附子毒者，亦用本方或止用甘草、干姜等分，煎服，仍以乌豆煎汤解之”。

（三）论发黄茵陈蒿汤加减例

《医垒元戎》中，又一集中体现王好古阴证思想之处，便是论发黄茵陈蒿汤加减例。自张仲景《伤寒杂病论》始言黄疸证治后，历代医家对发黄多有阐发，并将黄疸分为阳黄与阴黄加以论治。王好古论治发黄，则着重从阴黄入手。

王好古善于吸取前辈医家治疗黄疸的经验，尤其是宋代著名伤寒学家韩祗和在治疗阴黄方面的成就。在《阴证略例》里，他广泛引用韩祗和治疗阴黄诸方，如茵陈茯苓汤、茵陈橘皮汤、茵陈四逆汤、茵陈姜附汤、茵陈吴茱萸汤等，并认为以上诸方用于“伤寒病，遇太阳、太阴司天，若下之太过，往往变成阴黄”的治疗。若“内感伤寒、劳役形体、饮食失节、中州变寒之病生黄，非坏之而得，只用建中、理中、大建中足矣，不必用茵陈也”。显然，王好古论治发黄，多受到韩祗和的影响启发，有所补充，有所发展，突出了阴证思想。值得注意的是，王好古论发黄从外感与内伤两方面着手，亦体现出《医垒元戎》所倡导的“伤寒杂病一体论”的观点。

在《医垒元戎》中，王好古进一步阐析阴黄诸方所主之症状，指出若阴黄伴有“小便不利，烦躁而渴，加茯苓、滑石、当归、官桂”，即茵陈茯苓等汤主之；“烦躁喘呕，不渴，加陈皮、白术、半夏、生姜、茯苓”，即茵陈橘皮汤主之；“四肢遍身冷者，加附子、甘草”“肢体逆冷，腰上自汗，加附子、干姜、甘草”，即茵陈四逆汤主之；“身冷，汗不止，加附子、干姜”，即茵陈附子汤主之；“前药未已，脉尚伏，加吴茱萸、附子、干姜、木通、当归"，即茵陈茱萸汤主之。以上阴黄诸方，虽为韩祗和所创，借而用之，但王好古却能够进一步剖析名家名方的组方机理，所谓知其然，而知其所以然也。王好古如是云："韩氏立名茵陈茯苓汤、茵陈橘皮汤、小茵陈汤、茵陈四逆汤、茵陈附子汤、茵陈茱萸汤，大抵只是仲景阴证药内加茵陈也，用者要当识之。"

（四）论发癍诸药

《医垒元戎》"厥阴证"中的发癍诸药，是对《阴证略例》中所讨论的关于"阴证发癍"在证治方面的补充。王好古在受到《金匮要略》阴阳毒病脉证治的启发后，始论"阴证发癍"。他在《阴证略例》中首先指出："阳证发癍有四：有伤寒发癍，有时气发癍，有热病发癍，有温毒发癍。癍癍如锦文，或发之面部，或发之胸背，或发之四末。色红赤者，胃热也；紫黑，为胃烂也。一则下早，一则下之晚，乃外感热病而发癍也。当服玄参、升麻、白虎等药。"而后论阴证发癍时指出："阴证发癍亦出于胸背，又出手足，亦稀少而微红。若作热疾，投掷凉药，大误矣！此无根失守之火，聚于胸中，上独熏肺，传于皮肤，而为癍点。但如蚊、蚋、蚤、虱咬形状，而非锦文也。调中温胃，加以茴香、芍药，以大建中汤之类，其火自下，癍自退。可谓：治本而不治标也。"（《阴证略例·阴证发癍》）王好古用对比的方法，列出阳证发癍与阴证发癍在症状表现和治疗方法上的不同，特别指出"阴证发癍，色微红，而非锦文"，体现了王好古临床辨证之精慎。

王好古在《阴证略例》中，虽讨论了阴证发癍与阳证发癍，但详于二者在症状上的鉴别比较，而略于二者方药的治疗。《医垒元戎》中论"活人发癍诸药"，无疑是对其在证治（尤以治疗）方面的极大补充。

王好古在《医垒元戎》中指出，阳证发癍有在肌、在面、在身、在四肢百节之不同，并分述其因证治方：在肌者，"伤寒暴发，肌中癍烂，咳而心闷，但呕清汁"，方用葛根橘皮汤（葛根、橘皮、杏仁、知母、黄芩、麻黄、甘草）；在面者，"伤寒一二日，或吐下后，变成阳毒，腰背痛，烦闷不安，面赤，狂言见鬼，下痢，脉浮大数，咽喉痛，下脓血"，方用阳毒升麻汤（升麻、犀角、射干、黄芩、人参、甘草）；在身者，"汗下吐后，毒不散，表虚重，实热发于外，甚则烦躁，谵语"，方用阳毒玄参升麻汤（玄参、升麻、甘草）；在四肢者，"少阳阳明合病""阳毒，伤寒壮热，百节疼痛"，方用阳毒栀子汤（升麻、栀子、黄芩、芍药、石膏、知母、甘草、杏仁、柴胡）。上述所论，不仅对《阴证略例》所提出的"阳证发癍"有"或发之面部，或发之胸背，或发之四末"之分，在症状表现上进行补充，更重要的是详细讨论了各种阳证发癍的治疗，使临证有方可寻。分析其组方，多用清热解毒、凉胃泻火的升麻、玄参、石膏、知母、甘草诸药，概遵《阴证略例》所论阳证发癍为"胃热"之故，循"当服玄参、升麻、白虎等药"之则。

王好古在讨论阴证发癍的治疗时指出，张仲景《金匮要略》用升麻鳖甲汤治阴毒，阴癍即由阴毒所致，故升麻鳖甲汤可治疗阴证发癍。但王好古认为，阴证发癍的最根本机理是脾胃不足，阴寒内盛，故在《阴证略例》中以"调中温胃，加以茴香、芍药，以大建中汤之类，其火自下，癍自退"（《阴证略例·阴证发癍》）为其治疗原则，而《医垒元戎》中治阴证发癍，又云："大建中汤尤妙。"可见王好古治疗阴证发癍，始终以温胃健中为其治疗大法，这便是王好古阴证论思想在临床中的具体体现和实际应用。

另外，王好古所论发癍，无论阴证还是阳证，探讨其病机皆从脾胃入手。如阳证发癍乃"胃热""胃烂"所致，而阴证发癍则以"调中温胃"为法，可见王好古这种探讨病机的方法，深受脾胃内伤论的影响，亦是对易水学派思想的一种传承。

（五）讲究煎服方法

中药汤剂是最为常用的中药剂型之一，而汤剂煎煮的质量是保证中医临床疗效的重要环节。自古我国的医药学家就发现煎药人员的操作方法是汤剂疗效的重要环节，不负责任的煎药人员可能不按医嘱进行操作，影响疗效。王好古在《汤液本草·东垣先生（用药心法）》"汤药煎造"篇就提出了对于煎药人员的要求："病人服药，必择人煎药，能识煎熬制度。须令亲信恭诚至意者煎药，铫器除油垢、腥秽。必用新净甜水为上，量水大小，斟酌以慢火煎熬分数。用纱滤去渣，取清汁服之，无不效也。"煎药人员需要了解熟悉煎药的规程，认真负责，才能实现医生处方预期的疗效。

王好古还十分讲究药物的服用方法。其在《汤液本草·东垣先生（用药心法）》"古人服药活法"篇中指出："在上不厌频而少，在下不厌顿而多，少服则滋荣于上，多服则峻补于下。"指出了服药频次与病位的关系。该篇又论述了服药与进食先后的关系，指出："病在心上者，先食而后药；病在心下者，先药而后食。病在四肢者，宜饥食而在旦；病在骨髓者，宜饱食而在夜。"此亦是《神农本草经》有关服药方法的继承。

对于药物寒热之性与冷服、热服之间的关系，他认为用热药一般不可冷服而只宜温服。但若病人腹中阴气太盛，症见脉沉迟细而无力，全身及四肢逆冷，烦躁而渴，或口渴引饮不休，欲卧泥水中者，此为内有伏阴，须候汤剂极冷投之，使同气相从，药入不吐；或仿许学士破阴导阳之意，在大剂热药中佐以人溺、胆汁、茶、蜜、盐之类，此皆反佐之法。

王好古认为服药还需择时，对前人小建中汤日三夜二之用法十分赞赏。他认为治阴证用阳药，须在夜半加服，如夜半之后服用附子则易于收功。附子与大黄合服，昼服则助阳作用强于逐阴，夜服则逐阴作用强于温阳。还提出"汗不厌早"，"下不厌晚"的服药法，认为"汗者，本所以助阳也。若阳受阴邪，寒结无形，须当发去阴邪，以复阳气，所谓益阳而除风寒客气也"（《此事难知·阳明证·汗多亡阳》）。所以，"当日午以前为阳之分，当发其汗；午后阴之分也，不当发汗"（《此事难知·阳明证·汗无太早》），即言汗法主要是疏解在表的无形阴邪，故汗剂当选择人体阳气正处于旺盛阶段的午前服用，以利其邪达表且不伤阳。而"下者，本所以助阴也。若阴受阳邪，热结有形，须当除去已败坏者，以致新阴，此所谓益阴而除火热邪气也"（《此事难知·阳明证·下多亡阴》）。所以，"当日巳后为阴之分也，下之"（《此事难知·阳明证·下无太晚》），指出下法主要是荡涤在里的有形阳邪，故下剂又当选择人体阳气渐衰而阴气逐生的午后进饮，以助其邪下走且不伤阴。王好古所创的择时服药方法，与新兴的时间药理学不谋而合，具有重要的科学价值，值得推而广之，惟在具体应用时尚需具体情况具体分析。

（六）注重饮食调养

王好古在《汤液本草》中，遵循《素问·五常政大论》"谷肉果菜，食养尽之，无使过之，伤其正也"之旨，精辟地论述了药疗与食疗的关系，说明药物是用于攻邪的，使用药物要适度，药力太过反而伤害身体；食物是用以补益精气的。因为，凡是药物都有一定的偏性，只有在人体因阴阳偏颇而生病时，药物才能以偏治偏，起到祛邪治病的作用；如果邪气基本已去，需要调理时就不必要用药物，而应当依靠谷果肉菜等气味平正的饮食来补益精气。为此，他在《汤液本草》一书中采用《黄帝内经》相关论述，专列"五宜""五伤""五走"等篇讨论饮食的宜忌问题。其中的"五宜"，是关于饮食五味与五脏相宜的论述。如"肝色青，宜食甘，粳米、牛肉、枣、葵皆甘。心色赤，宜食酸，犬肉、麻、李、韭皆酸。肺色白，宜食苦，小麦、羊肉、杏、薤皆苦。脾色黄，宜食咸，大豆、豕肉、栗、藿皆咸。肾色黑，宜食辛，黄黍、鸡肉、桃、葱皆辛。毒药攻邪，五谷为养，五果为助，五畜为益，五菜为充。气味合而服之，以补精益气。此五者，有辛酸甘苦咸，各有所利：或散，或收，或缓，或急，或坚，或软，四时五脏，病随五味所宜也"。

王好古的饮食与五脏相宜的理论，源于《黄帝内经》中"五味五色所生""五脏所宜"之说，表明饮食五味与五脏之间的密切联系。不过，这种需要是有限度的，若超过限度．则会出现"五伤"和"五走"。如"多食咸，则脉凝涩而变色"，这是因为"咸走血，血病毋多食咸"，指明心主血，其华在面，多食咸则伤心，心气衰弱，血行障碍，血液凝涩，脉道不通，血不荣于面，故面无华色，故饮食要适度。王好古所论食疗，也是治病中不可缺少的重要环节，确有道理。

三、伤寒验案分析

王好古的学术思想，不仅在理论上给后人以启迪和指导，同时他结合自己临床实践，将有关阴证的治疗验案无私奉献给后人。王好古治疗阴证的医案（除三例：阴证发癍唐生案 1 例，阴证发黄赵宗颜案 1 例、赵秀才案 1 例），结合理论阐述，穿插于正文内外，另将部分医案作为"海藏治验录"附于《阴证略例》书后。十万卷楼本载有 8 例，济生拔萃本载有 9 例，其中前 8 例与十万卷楼本内容相同，但济生拔萃本全部医案文字叙述较十万卷楼本简括。现结合王好古伤寒学术思想对医案作一简要分析，揭示其临证辨治水平，为现代临床提供参考（医案记述依十万卷楼本）。

（一）外阳内阴

牌印将军完颜公之子小将军，病伤寒六七日，寒热间作，腕后有斑三五点，鼻中微血出。医以白虎汤、柴胡等药治之不愈。及余诊之，两手脉沉涩，胸膈间及四肢按执之殊无大热，此内寒也。问其故，因暑热卧殿角之侧，先伤寒，次大渴，饮冰酪水一大碗。外感者轻，内伤者重，外从内病，俱为阴也。故先癍衄，后显内阴，寒热间作，牌亦有之，非往来少阳之寒热也。与调中汤，数服而愈。

按语：患者外感风寒，内伤饮冷，致使内寒外热，医误以为热证投以清热之剂，不愈。《阴证略例·举古人论阴证辨》曰："仲景评脉，首言大浮数动滑，此名阳也；沉涩弱弦微，此名阴也。非止为外感设，内感之理在其中矣。"王好古据"两手脉沉涩，胸膈间及四肢按执之殊无大热"，诊断内有阴寒，其"寒热间作，非往来少阳之寒热也"，主以温养脾胃，给予调中汤，"温中而表邪自散"。

调中汤（《太平惠民和剂局方》）

方药组成：当归、肉桂（去粗皮）、川芎、白芍、附子（炮）、良姜各一两，甘草（炙）半两。

用法用量：上为散，每服三钱匕，水三盏，煎至一盏，去滓，热服。

功效主治：治产后肠胃虚怯，寒邪所侵，及未满月，饮冷当风，乘虚袭留于肓膜，散于腹胁，腹痛阵作，或如锥刀所刺，流入大肠，水谷不化，洞泻肠鸣，或下赤白，胁胀，或走痛不定，急宜服之。

（二）阳狂

彰德张相公子谊夫之妻许氏，乃状元许先之之女，绍明之妹也。病阳厥怒狂，发时饮食四五倍，骂詈不避亲疏，服饰临丧，或哭或歌，或以刀伤人，不言如哑，言即如狂，素不知书识字，便读文选。人皆以为鬼魔，待其静诊之，六脉举按皆无，身表如冰石，其发也叫呼，声声愈高。余昔闻洁古老人云：本经言夺食则已，非不与之食而为夺食也，当以药大下之而使不能食，为之夺食也。予用大承气汤下之，得脏垢数升，狂稍宁；待一二日复发，又下之，得便数升，其疾又宁；待一二日又发，三下之，宁如旧，但不能食。疾稍轻而不已，下之又五七次，计大便数斗，疾缓身温，脉生，至十四日其疾愈，脉如旧，困卧三四日后起苏，饮食微进，又至十日后得安。始得病时，语言声怒非常，一身诸阳尽伏于中，隐于胃，非大下之可乎？此易老夺食之意也。

阳狂一条，本不当列阴证中。今暨阴狂证并列，其狂则一，其为寒热二也。差之毫厘，谬以千里，读者至此，其三复之。

按语：案中许氏之狂病，虽未述及病因，但症状甚为典型，属阳狂无疑。王好古从其安静时"六脉举按皆无"，推断"一身诸阳尽伏于中，隐于胃"，故大下之而愈。现代临床治疗狂证，多从痰火上扰，蒙蔽神明着眼，给予镇心涤痰，泻肝清火，以生铁落饮为主方。但考察历史，在金代张子和就已用下法治疗狂证，获效良好。元代易水学派鼻祖、王好古老师张元素，更是从理论上作了深入阐述，精辟指出"夺食则已"是指"以药大下之"，并"非不与之食"。王好古此案用承气汤泻下获愈，既体现了王好古学术思想的学术渊源，又为后世留下治疗阳狂证的宝贵经验，可以启发现代临床，拓宽思路，不拘一格，灵活辨治。

（三）阴狂

宝丰阿磨堆侯君辅之县丞，为亲军时，饮食积寒，所伤久矣。一日病，其脉极沉细易辨，即阴证无疑。内寒外热，故肩背胸胁斑出十数点，语言狂乱。家人惊曰：发斑，谵语，莫非热乎？余曰：非也。阳为阴逼，上入于肺，传之皮毛，故斑微出；神不守舍，故错言如狂，非谵语也。肌表虽热，以手按执，须臾冷透如冰。余与姜、附等药，前后数日，约二十余两后，出大汗而愈。及见庭中物色、儿童、鸡犬，指之曰：此正我二三日间梦中境物也。然则神不守舍信矣！愈后起行，其狂又发，张目而言曰：今我受省札为御马群大使，如何不与我庆？及诊之，脉又沉迟，三四日不大便。余与理中丸，三日内约半斤，其疾痊愈。侯公之狂，非阳狂之狂，乃失神之狂，即阴也，但脉阴为验。学者当审，独取诸脉，不凭外证可也。

按语：本案主要阐明阴狂与阳狂的鉴别。阴狂常伴有阴盛格阳、戴阳证较难辨别，易与阳证混淆。本证患者语言狂乱，肩背胸胁斑出十数点，使人容易产生"莫非热乎"之感觉。王好古在诊疗过程中，发现其"脉极

沉细""神不守舍"和"肌表虽热,以手按执,须臾冷透如冰"等症,确认
此证非阳热而是浮阳。为与阳狂区别起见,王好古将这种情况称为"神不
守舍",并在《阴证略例·论谵言妄语有阴阳》中作了详尽的论述:"海藏
云:有内感伤冷,语言错乱,世疑作谵语者,神不守舍也,止是阴证,此
特脉虚而不实耳!《内经》云:谵妄悲笑,皆属于热。《难经》谓:面赤、
喜笑、烦心,亦属于热。大抵此等证脉皆洪实,按之有力。若此等证脉按
之无力,即阴气内充,阳气外游于皮肤之间,是无根之火也。阳气及心火
入于皮肤之间,肺主皮毛,故有谵妄悲笑及面赤、喜笑、烦心之证。岂特
是哉!所有胸背两手斑出者,有唾血丝者,有鼻中微衄者,不当作阳证,
当作阴证治之。故《活人》辨证,不取诸于他,而独取诸脉,无如此最为
验也。其言可谓尽善矣,可谓尽美矣!"

(四)阴易

宝丰侯八郎,外感风,内伤冷,自服通圣散,大汗出,内外阳气俱脱,
不及治而死。其子国华,又病伤寒四五日,身微斑,渴饮水。及诊之,沉
弦欲绝,厥阴脉也。温药数日不已,又以姜、附等药,微回脉生。因渴私
饮水一盂,脉复退,但见头不举,目不开。问之,则犯阴易。若只与烧裈
散,则寒而不济矣。遂煎吴茱萸汤一大服,调烧裈散,连进二服,作大汗,
两昼夜汗止。何以然?以其至阴,汗从骨髓中得温而出,所以两昼夜方止。

按语: 从扁鹊、张仲景至朱肱,均对阴阳易有所论述,王好古发挥朱
肱之意,详细论述了阴阳易的成因、症状和治疗方药。如"问:身体重少
气,阴肿入里,腹内绞痛,热上冲胸,头重不欲举,眼中生花,妇人则里
急,腰胯连腹内痛者,何也?此名阴阳易也。伤寒病新瘥,阴阳气未和,
因合房室,则令人阴肿,入腹绞痛,妇人则里急,腰胯连腹痛,名为阴阳
易也。其男子病新瘥,未平复,而妇人与之交接得病,名曰阳易;其妇人
病新瘥,未平复,男子与之交接得病,名曰阴易。若二男二女,并不相易。

所以呼为易者，阴阳相感动甚，毒疫着人，如换易然。其病状身体热冲胸，头重不能举，眼中生花，四肢拘急，小腹绞痛，手足拳则皆死。其亦有不即死者。病若小腹里急，热上冲胸，头重不欲举，百节解离，经脉缓弱，血气虚，骨髓竭，便翕翕气力转小，著床而不若摇动，起止仰人。或引岁月不死，烧裈散、猳鼠粪汤、竹皮汤、干姜汤、青竹茹汤、当归白术汤，可选用之"（《阴证略例·阴阳易二》）。"阴阳各相易证，仲景止用烧裈散，言至简而意至有余也。故朱奉议立阴阳易证为二条，后人始知有寒热之别也。故热者有上烧裈散，而又有竹皮茹汤，寒者有猳鼠粪汤，而又有当归白术汤。至于校正方妙香丸条下，治杂病阴阳易，药中有牛黄、脑、麝之类，是知治热证也，岂可一涂而取哉？学者详之"（《阴证略例·论阴阳易分寒热》）。"海藏云：若阴阳易证，果得阴脉，当随证用之。若脉在厥阴，当归四逆汤送下烧裈散。若脉在少阴，通脉四逆汤送下烧裈散。若脉在太阴，四顺理中汤送下烧裈散"（《阴证略例·论阴阳易分三经用药》）。本患者病伤寒，脉弦欲绝，为病在厥阴。予姜、附等温中药物，脉微回生，其又犯阴易。王好古恐只与烧裈散，厥阴内寒不去，遂与吴茱萸汤、烧裈散和服，增加导阴气外出之力，病愈。

（五）夜服

宝丰弋唐臣，时始冠，平日饮食嗜冷，久遂成阴证，脉迟七八至一止，二三日后脉仅三至。余亟进温热之剂数服，四五日不解，遂续夜半一服，昼三夜一，脉颇生。一夕误阙其药，明旦证遂增剧，复连进前药，七日兼夜，脉生，大汗而解。人问其故，余曰：人与天地同一气耳。阳病昼剧而夜宁，阴病夜剧而昼宁，各从其类而化也。今病阴极，至夜尤甚，故令夜半服药。何以然？所以却类化之阴，而接子后所生之阳，则阴易退而阳易生矣！此一条具见前章。

按语： 王好古此案，主要说明阴证夜半服热药，助阳退阴。其在《阴证略例·阴阳寒热各从类生服药同象》一篇中，充分阐释了这一问题。其云："假令附子与大黄合而服之，昼服则阳药成功多于阴药，夜服则阴药成功多于阳药，是从其类也。况人之疾，独不然乎？若病阳证，昼则增剧，夜则少宁；若病阴证，昼则少宁，夜则增剧。是人之阴阳寒热，从天地之行阴行阳也，寒热之化，以此随之。故前人治阴证用阳药续于夜半之后者，所以却类化之阴而接身与子所生之阳也。"本案说明阴证的治疗与服药时间有密切联系，足见王好古临证用药之细，这也是临床中应该注意的问题。

（六）阴血

潞州义井街北浴堂秦二母，病太阴证，三日不解，后呕逆恶心，而脉不浮。文之与半硫丸二三服，不止，复与黄芪建中等药，脉中得之极紧，无表里，胸中大热，发渴引饮。众皆疑为阳证，欲饮之水，余与文之争不与。又一日与姜、附等药，紧脉反细沉，阳犹未生。以桂、附、姜、乌之类，酒丸，每百丸接之，二日中凡十余服，渴止，脉尚沉细，以其病人身热，躁烦不宁，欲作汗，不禁其热，去其衣被盖覆，体之真阳营运未全，而又见风寒，汗不能出，神愦不醒。家人衣之，装束甚厚，以待其毙。但能咽物，又以前丸接之，阳脉方出而作大汗。盖其人久好三生茶，积寒之所致也。愈后，原秘大小始得通利，翌日再下瘀血一盆如豚肝。然文之疑不能判，余教以用胃风汤加桂附，三服血止。其寒甚如此，亦世之所未尝见也，治宜详之。大抵前后证变之不同，以脉别之，最为有准，不必求诸外证也。

按语：王好古在《阴证略例·下血如豚肝》中云："下血如豚肝者，饮冷太极，脾胃过寒，肺气又寒，心包凝泣，其毒浸渗，入于胃中，亦注肠下，所以便血如豚肝，非若热极妄行下血而为鲜色也。此中气分而下行，故令人便血。若中气逆而上行，故令人呕血、吐血也。亦非若阳证上行而溢出鲜血也。大抵阴阳二证，上行者为呕、为吐、为溢，顺行者为下、为便、为泻，其名虽异，其实则同。"本医案中秦二母，病太阴，三日不解，血被寒凝久，经服姜、附药温化之，凝结之血得化而下泻。其脉极沉紧，为判断寒凝之依据。

（七）鼓击脉

子秦二又病，太阳证悉具，其脉浮数，初为阳证，经所受邪也，神术汤解之，未三日变为阴证。何以然？旺火投盛水也。以其素服三生茶及好食诸冷物，数年来脏腑积而为痼疾，一身之经皆凝寒浸渍，酝酿而成太阴，脉亦从此，而变其状，非浮非沉，上下内外举按极有力，坚而不柔，非若阳脉来之有源，尺以下至宛中全无，惟三部中独见鼓击，按之触指，突出肤表异常。紧为甚，所禀元阳无一身游行之火，独萃于胸中，寒气逼之，故搏而大，有加数倍，往来不可以至数名，纵横不可以巨细状。五日后，文之与姜、附等剂而复振摇；又与真武、四逆等汤，烦躁大渴不止；若更接姜、附，其汗必作。其人自疑为热而益饮水，及得水稍苏斯须，脉陷沉而紧，厥逆神愦。至六日晡前后，大便秘结，小便赤色而少，强溲得涓滴，时手冷至肘，足冷至膝，脉将绝而不可救，欲复与四逆等汤，恐烦躁思饮而生变。文之请曰：何法以治？余教以乌、附、姜、桂、良姜等，佐以芍药、茴香之类，酒糊丸，引而下之，而使不僭。急服之百丸，昼夜相接八九，阳气从下复生，胸膈不烦躁，不思水，与温剂则微咽，大便软，屡下，气阴得以出，小便通快成剂如灰汁，脉微生，服丸至千半，阳气遍体，作汗而愈。后神又不全，少气乏力，又与温中等药数服，然后良愈。非平昔饮冷，肠胃积寒之久者，脉不如此之鼓击也。鼓击者何？虽可谓大，非大也，怂怂也，宜详审辨认，世罕有之。大抵此脉属紧，比紧为尤甚，故名鼓击也。仲景云：诸紧为寒。又云：脉浮而紧，寒在表也；脉沉而紧，寒在里也。紧似弦而非，有如牵绳之状，即为紧也，非带洪而有源也。成无己云：累累如循长竿，连连而强直也。通真子歌云：紧若牵绳转索初。海藏云：牵绳之紧，循竿之直，二者皆近于鼓击；鼓击者，尤甚于二脉数倍。启玄子云：盛脉同阳，四倍以上，阴之极也。

按语： 本案实为阴极似阳证。《阴证略例·阴证似阳》曰："问身微热，烦躁，面赤，脉沉而微者，何也？此名阴证似阳也。阴发躁，热发厥，物极则反也。大率以脉别之为准，诸数为热，诸迟为寒，无如此最为验也……假令身体微热，烦躁面赤，其脉沉而微者，皆阴证也。身微热者，里寒故也；烦躁者，阴盛故也；面戴阳者，下虚故也。治者不看脉，以虚阳烦躁，误以为实热，反与凉药，则气消成大病矣！《外台秘要》云：阴盛发躁，欲坐井中，宜以热药治之。仲景少阴证，面赤者，四逆加葱白主之。上外热内寒，烦躁，不可用凉药。"本案秦二，素食生冷而成痼疾，阴盛于内，阳浮于上，故现鼓击脉，并有烦躁、大渴、便秘等似实热症状。王好古以脉象来判断本病属阴，给予姜、附、真武、四逆等温中药病愈。鼓击之脉，临床罕见，须详细辨认。

（八）腹痛

潞州提领姬世英，平昔好冷物凉药，自谓膏粱充肥必多热，因眼疾，又并服寒剂数日，遂得阴病，脉紧而无力，自胸至脐腹下大痛剧甚，凡痛则几至于毙。去岁已尝有此证，求治于宋文之得愈。今复病，尤甚于去年。又亟命文之，文之与姜、附等剂，虽稍苏，痛不已。遂以文之所用方内倍芍药，令服之。予谓病者曰：良久痛当自胸中下，节次至腹，或大便得利，或后出余气，则寒毒得以出矣。后果如其言。翌日愈后，令常服神应丸，以断其积寒之根。

按语： 本案患者因冷物凉药损伤阳气，内已伏阴，又服寒药，阴寒内结，得阴病。文之予姜、附等剂，疼痛暂止，但内阴未完全根除而复发。王好古于前方内倍芍药，不仅本药能止腹痛，而且有入阴破结的作用，能协同温热药更好地止痛散寒。《阴证略例·论后出余气而解》篇阐释其机理与鉴别谓："病人服温热之药，时有下气者，知阴气出也。韩氏治下焦寒，用灰包熨法，得下利一两行，小便一两次，及少有汗，阴气出而下泄，知其为必解也。予以是知服调中、理中及诸附子等药后，时有下气者，阴化而出，即为解。若遇外阳内阴之证，身表四肢尽热，语言错乱，疑作谵语，阳证者当去盖覆，令胸臆两手微露见风，以手按执之，久之肌肉骨间不热者，即非阳证，真阴证也。"

（九）阴易（原书无病名，据内容加）

李良佐子，病太阳证，尺寸脉俱浮数，按之无力，余见其内阴，与神术加干姜汤，愈。后再病，余视之，见神不舒，垂头不欲语，疑其有房过。问之犯房过乎，必头重目暗。曰：惟与大建中。三四服，外阳内收，脉反沉小，始见阴候。又与已寒加芍药、茴香等丸，五六服，三日内约服丸六七百，脉复生。又用大建中接之，大汗作而解。

按语： 关于阴易症状，文中有详细论述，"其人身体重少气，阴肿入里，腹内绞痛，热上冲胸，头重不欲举，眼中生花"，并列举了以烧裈散为主的治疗方剂。如当归四逆汤、通脉四逆汤等多用温肾暖经之品。本案患者患阴易证，所列症状较为简括，惟见"神不舒，垂头不欲语"，当为证情较轻者。神术汤乃王好古为治疗内伤饮冷，外感寒邪无汗者所设。此后所用的已寒丸、大建中汤更加温热，体现了王好古温补脾肾治疗阴证的主导思想。

神术汤

方药组成：苍术（制）、防风各二两，甘草（一两，炙）。

用法用量：上㕮咀。加葱白三寸，生姜一块。水煎服。

功效主治：外感风寒，内伤饮冷。发热恶寒，无汗，脉浮而紧。或风湿表证，恶寒无汗，身体疼痛者。

局方大巳寒丸

方药组成：荜茇四斤，高良姜、干姜（炮）各六斤，肉桂（去粗皮）四斤。

用法用量：上为细末，水煮面糊为丸，如梧桐子大。每服二十粒，米饮汤下，食前服之。

功效主治：伤寒积冷，脏腑虚弱，心腹疠痛，胁肋胀满，泄泻肠鸣，自利自汗，米谷不化。

王好古

后世影响

一、历代评价 🐦

　　车玮认为阴证学说的形成，是王好古在广泛吸取仲景及以下诸多医家有关阴证的论述和方药，融汇其师张元素脏腑虚实辨证理论，尤其是重视脏腑虚损之论，受李杲脾胃气虚说的影响，在自己实践体会的基础上，提出了三阴证以脾肾内伤为主导的思想，融通外感、内伤，补充了有关方剂，这既是仲景学说的继承，又是创新和完善，对后世医家深有影响。

　　李文华指出王好古认为阴证的发病原因，有内因、外因和不内外因三个方面。外因多由过食生冷，误服凉药，或感受霜露、山岚、雨湿、雾露之气，认为此三者均可通过口鼻入腹，损伤脾胃阳气而导致阴证。并独具创见地阐述雾露雨湿不仅可袭人之肌表而致病，又因它与饮冷同为浊邪，病邪性质相同，亦可以口鼻为侵入途径，所引起阴证的脉证又极为相似，实为对"寒邪直中三阴"说的一种发挥，亦是对《黄帝内经》"天之邪气，感则害人五脏"的说明。在研究外在因素时，王好古借鉴张子和火邪、地邪、人邪的三邪理论，将天邪、地邪中的阴邪，加以总结研究，认为不仅天之六气中的寒邪可致阴证，而地之六气更易导致阴证。其内因为人体"本气虚"。不内外因则为房劳过度，耗伤真元精气，亦可导致阴证。

　　夏晨、谭素娟指出王好古更重视人体"本气虚实"在发病中的作用，强调正气在发病中的主导地位，认为阴证的发病无论外感或是内伤，都仅为条件，而"人本气虚"和"内已伏阴"才是阴证发病的关键因素。

　　王好古在对仲景伤寒三阴证治进行分析的基础上，论述了阴证的病机。认为"内伤三阴"的病机，实际为"元阳中脱"。这一病机又有"阳从内消"和"阳从外走"的不同，前者表现一派虚寒证，其临床表现与其病机一致，辨之为易；后者出现内真寒而外假热之证，其外在的表现与其内在的病机相反，临床辨别较难。以脾阳虚损为病机之重点，受病之源。

对于阴证的诊断方法，王好古尤重望色、诊脉。指出"伤寒"阴证的严重性在于它难辨又难治。其所以"难辨"是因为阴证的"变证"复杂，如阴证似阳、阴盛格阳、内阴外阳等。若不能透过现象看清本质，就会以阴为阳，误治遗害。其所以"难治"，是阴证由脾肾两虚（特别是肾虚）的内因起主导作用。由于阴证的辨证论治很复杂，故海藏先生主张辨病与辨证相结合，常法与特殊治法相结合的治疗原则。王好古善于总结、整理和使用前辈医家治疗阴证的方药，在继承前人经验的基础上，制方遣药每能自成机杼，对古方加减化裁，运用自如，其所创制的治阴证方剂，具有两方面特点：一是对阳气内消之阴证善用温通；二是对阳气外越之阴证善用反佐。

在阴证的治疗中，王好古特别强调根据病情的轻重缓急，随证选方。不管阳从内消，还是阳从外走，王好古均主张先缓后急治疗法。"先缓"是指阴证之轻者，先用甘温益气之剂缓缓治疗。如寒入阴经，微则用理中汤；四肢微厥或中寒下利，用甘草干姜汤；手足指头微寒冷，可服理中、干姜之类；病情较重者，用四逆汤；无脉者，用通脉四逆汤；或用灸法，或用葱熨法，或用"上醋拌麸炒热，注布袋中，脐下熏蒸"，或用"葱白煎浆作汤，以沐四肢"，或用"外接法"以"干姜二，炮为细末，石决明一，另研细，称拌匀，每用二三钱匕，手心中以津唾调如泥，以手掩其阴，至暖汗为度"均有良好的效果。缓治之法虽多，但最常用、效果最好的是黄芪汤。诚如王好古所说："沉、涩、弱、弦、微五种阴脉形状，举按全无力，浮之损小，皆不可遽热，黄芪汤之类是也。"以上方法，均是王好古常用的缓治法。"后急"是指阴证误用汗、下之法，气阴枯竭，虚阳浮越于上的重症，或阴气独盛，阳气暴绝的危重证候，均当急救。如王好古主张："若病重急治者，宜黄芪汤内每服加干姜重一钱。"尤急者，则选用附子干姜甘草汤；

烦躁自汗者，宜附子白术甘草汤。此外，据其脉证，真武汤、四逆汤、通脉四逆汤，亦可选用治之。

王好古《阴证略例》共载方50多首，其立法用药全面继承了张仲景的学术思想，如理中汤、四逆汤、通脉四逆汤、白通汤、白通加猪胆汁汤、当归四逆汤、当归四逆加吴茱萸生姜汤、吴茱萸汤、附子汤、真武汤、干姜附子汤、桂枝附子汤、白术附子汤等方均被王好古治疗阴证所采用。此外，朱肱、许叔微、韩祗和等历代前贤的治疗经验及效方亦被其选用，如霹雳散、返阴丹、回阳丹、天雄散等。王好古在总结继承前贤经验的基础上，根据自己多年的临床实践又创制了不少新方，如神术汤、白术汤、黄芪汤等，这些方剂的临床灵活应用，突出了王好古温补脾肾为主的学术思想。

常富业指出王好古的《阴证略例》，非常重视对毒的研究，列阴毒阳毒论专篇，将毒分为阴毒与阳毒，认为阴毒是指阴气独盛、阳气暴绝的一类病证，以阴寒极盛，阴盛格阳，阳气暴损，脏腑功能衰败为主要临床表现；阳毒乃阳气独盛而阴气暴绝的一类病证。王好古认为，毒的形成与机体的体质盛衰和所感受的邪气之从化有密切关系。阴毒的形成乃素体阳虚，复受外寒所致。阳毒的形成乃素体阴虚，复受热邪或遏寒化热所致。

王好古关于阴证的理论，实质上是将伤寒学说与脾胃内伤学说作了进一步的有机联系，既补充了仲景之学，又发挥了易水学说，他论治阴证的临床经验，至今仍具有一定的实用价值。现代研究表明，运用王好古对阴证的辨治方法和温补方药治疗某些由阴邪所致的心血管及消化系统急慢性疾患有较好疗效。

李永涛指出在当时学界关于内伤和外感如何分治展开激烈讨论的大背景下，王好古创造性地提出了伤寒杂病六经分治的理论，将伤寒外感和内伤杂病统一在仲景六经理论的框架下合而论治，独具开拓精神。王好古认为内伤杂病与伤寒外感病相互影响、相互传变、紧密联系，且损伤人体的正气也是同一的，故不能决然划分，亦不必强分，其所力倡的内外一统论，将内伤杂病与伤寒外感统一，且以六经为纲领、框架合而论述，是王好古《医垒元戎》学术思想的核心内容，极富创新性，是对《伤寒论》学术的一大贡献，为后世医家主张《伤寒论》诸方兼治杂病说开了门径。后人的"六经钤百病"实在是代好古之言也。

内外一统论实以六经为纲线，统论外感与内伤，这样极大扩增了张仲景伤寒六经分证的应用范围，把众多杂病也包括在六经之中，并补列杂病诸方。王好古关于伤寒、杂病的分经治疗，非常强调求本、求责、扶正祛邪及分清先后主次，务求在复杂多变的疾病现象中，抓住疾病的本质，按照发病的时间、疾病的病位，有针对性地选方用药，以祛邪扶正、协调阴阳，使脏腑、经络恢复正常的生理功能，从而达到治愈疾病的目的。

陈国宏指出王好古的本草学思想，主要渊源于《黄帝内经》《伤寒论》和《神农本草经》等经典，概括而言，是以《黄帝内经》的理论为根本，以《伤寒论》的辨证用药为法统，以《神农本草经》所论药物的功效为标准。王好古《汤液本草》一书，系统地总结了易水学派的药学思想和用药心得，对易水学派关于药物的气味厚薄、升降寒热，脏腑辨证用药及归经，引经报使等理论进行了完善和发展，充分体现了易水学派的本草学理论思想。王好古《汤液本草》一书，还引用了上迄先秦，下至金元时期历代著名医家的理论和经验达40余家，集千余年来的药学成就于一书，可谓药学理论的宝库，同时也表现出王好古不囿于门户之见、实事求是、广学博览的治学精神。

王好古受金元时期本草学研究风气的影响，对药物奏效原理的探究极为重视。对药物的作用，在理论上去分析认识，深入具体，卓有成效。在其本草学理论体系中，是以在宋代开始发展、至金元时逐渐系统化的药学经典中有关升降浮沉、归经等药物性能理论，作为理论体系中的重点。而在本草学的研究中，王好古以临床实用作为研究的重点。本书仅选取药物244味，作为其研究的主要对象，其所选取药物，均为金元时期诸医家临证常用药物，而其中绝大多数药物亦为后世医家所常用。

王好古主张临证用药，应选择使用药物功效的专长。在这种本草学思想的指导下，王好古在本草学的研究中，对药物功效的专长极为重视。因而此书在药性的论述中，药物功效中的重点极为鲜明，论述亦简明扼要，而对药物的一些兼治的功效则略去不写，由此极为鲜明地体现了王好古对药物在临床使用中的独到见解和思想。

王好古尤为重视从整体和实践中把握药物的功用，而不主张割裂地看待药物，因此王好古非常重视对经方、验方的研究和使用。其在对药物的研究中，经常方药结合，相互印证，从多个角度探讨药物的性能。因经方、验方均为已被历代医家在临证中反复使用，因此通过对经方、验方的研究，不但可以准确检验以往对药物功效的了解，改正以往对药物性能的错误认识，而且能够发明新解，全面把握药物性能，从而完善对药性药理的认识。

中药归经学说，是中药药性理论的重要组成部分，是指导中医临床用药的基本理论之一，是易水学派对中医药学理论的重大贡献。王好古对归经理论较为重视，在其《汤液本草》一书中，归经、引经理论，是其论述药性的主要内容之一。李凯指出王好古在继承了易水学派归经理论的同时，还在实践中使之得到进一步完善和发展。王好古在《医垒元戎》厥阴篇中论"三阳头痛"例，即是将药物归经理论成功应用于临床用药加减例中，充分体现其重视药物归经的用药学思想。归经理论至王好古时期，其体系才基本形成，而这一时期，标志着系统的归经理论得以确立。

王好古用药，比较重视药物的气味，他首先提出了一药可有"二气"，甚至"寒热参半"，以致功效"变化不一"。同时又指出："夫药有寒热温凉之性，酸苦辛咸甘淡之味，各有所能，不可不通也。"王好古认为"药之气味，不比同时之物，味皆咸，其气皆寒之类是也。凡同气之物必有诸味，同味之物，必有诸气。互相气味，各有厚薄，性用不等"。因此"制其方者，必明其为用"。王好古尤为重视药物的配伍使用，认为药物的配伍不同，其功用也不相同，其归经亦发生变化，临床制方用药，不能割裂地看待药物的功效。因此，王好古在论述药物功效时，非常重视药物因配伍不同而产生的功用的变化。

中药炮制的历史，由来已久，在历代的医药著作中，元代以前就有记载论述药物加工方法的，宋代发展了辅料炮制的方法，在药物炮制上有了显著的进步。到金元时代，才出现了较为完整的炮制理论论述。王好古对药物的炮制非常重视，《汤液本草》一书，较早记载了药物炮制理论，使药物炮制技术从经验升华到了理论。王好古在书中用了大量的资料论述药物炮制的方法，既全面，又详细，并且有药物炮制初步理论的形成，表现出王好古对炮制的重视。王好古对药物的煎造及服药的方法也作了较为详细的论述，对指导医生临床工作有较大的帮助。

陈国宏认为王好古《汤液本草》一书，是我国医学史上本草学的重要著述之一，体现了金元时期本草学的研究风气，是对易水学派用药经验的总结，亦是王好古本人本草学思想的具体体现。该书集易水学派药学理论之大成，代表了当时本草研究的最高成就。王好古在本草学领域取得了卓越成就，为本草学的发展做出了伟大的贡献。

李凯认为王好古在《医垒元戎》中所提出的"三焦寒、三焦热用药大例"，是极富有创造性和革新性的理论发挥。王好古论治三焦，分为三焦热证与三焦寒证两大独立部分，即"三焦热用药大例"与"三焦寒用药大例"。每一部分均设三方面内容进行讨论，即上、中、下三焦的治疗，气分与血分的治疗，以及通治法，皆附以详备的方剂。王好古以三焦分寒热用药的理论构架，实是脱胎于张元素所创立的脏腑标本虚实寒热用药式，而王好古以寒热统三焦，不言标本，亦不言虚实，概是想与"脏腑标本寒热虚实用药式"有所区别。但不难看出，王好古的三焦分证仍带有张元素"脏腑辨证用药式"的痕迹，且三焦分证的内容也略显单薄，但这毕竟是一项独创性的工作，而正是王好古这种开创性的劳动成果，也正是由于他所倡导的这种独立的三焦分证理论在临床应用中的必要性与可行性，使后世温病学家吴鞠通在继承王好古这种以三焦分证的形式对脏腑寒热进行论治的基础上，通过自己丰富的临床实践，深刻地体会到温病的发生与发展与三焦所属脏腑的病机变化有密切关系，而且在温病发生发展过程中，这些脏腑的传变和治疗有一定的规律，而这些规律可以用三焦进行归纳，演绎成他的《温病条辨》，从而创立了温病学三焦辨证理论体系，可见王好古三焦分证思想对后世温病学的发展产生了深远的影响。

李永涛指出王好古先后师从张元素、李杲，得易水学派的学术精华，这决定了他临证和学术上立足于脏腑辨证和重视脾胃内伤的本位思想。同时，王好古又对仲景之书推崇备至，几十年如一日，孜孜汲汲于仲景之学，终于将易水学派的重脏腑、重内伤的学术思想和仲景的《伤寒论》有机地结合起来，开创性地提出了阴证学说和伤寒、杂病六经分治学说。王好古的阴证学说，充实和完善了仲景三阴病的辨治体系，大大降低了张仲景《伤寒论》的操作难度，为当时临床上应对三阴危重症，提供了更详细的指南，为后世温补学派的崛起开了门径。

二、学派传承

王好古论三阴证，虽上溯岐伯、伊尹，但主体仍是仲景法则，所引王叔和、朱肱、许叔微、韩祗和、成无己等，俱为历史上研究《伤寒论》的大家。张元素虽倡脏腑辨证论治，但其论述也不悖张仲景法则。《阴证略例》的可贵之处在于其师古而不泥古。张仲景之《伤寒论》，详于阳而略于阴（其论太阴、少阴、厥阴三篇合起来尚不足太阳一篇的三分之二）。王好古广泛吸取了张仲景以下诸多医家有关阴证的论述和方药，融合其师张元素、李杲脏腑辨证、脾胃内伤学说，在自己实践体会的基础上，提出了三阴证以脾肾内伤为主导的思想，融通外感、内伤，补充了有关方剂，这既是对张仲景学说的继承，又是创新和完善，对后世医家影响深远。

王好古之前，世之重肾阳者，重其为先天之本，多从养生延年立论。纵有以温肾扶阳为治病求本之方，也是多用硝石、汞丹之类，为害一时。王好古之重脾肾，已将其上升到三阴病总纲的高度，温补脾肾已成为三阴病临床诊疗最基础的出发点。自此，扶阳一法在经历了魏晋崇尚丹石的误区之后，又重新走进了中医临床家诊疗思路的序列中，并且占有了如此大的生存空间，其《阴证略例》堪为中医界温补脾肾一法的正本清源之书。自此以后，温补脾肾一法，私淑者众。如明代的薛己、赵献可，在王好古温补脾肾思想的影响下，既重视升发脾胃之阳，又注重温补肾阳，成为明代以温补著称的医家。其他如张介宾、李中梓等医家，皆程度不同地直接或间接受到王好古温补脾肾学术思想的影响，从不同的角度进一步深入研究脾肾的生理、病机，各有建树和贡献，成为温补学派的著名医家。

应当指出的是，王好古虽重扶阳一法，但对于姜、附之辈，常慎之又慎，强调"药当从温，不可遽热"。如王好古在《汤液本草》中论附子时言："味辛大热，为阳中之阳，故行而不止，非若干姜之止而不行也。非身表凉而四肢厥者，不可僭用，如用之者，以其治四逆也。"在《阴证略例》中，王好古又谆谆告诫曰："古人用附子，不得已也，皆为身凉脉沉细而用之。若里寒身表大热者，不宜用，以附子味辛大热，能行诸经而不止。身尚热，但用干姜之类，以其味苦，能止而不行，只是温中一法。若身热消而变凉，内外俱寒，姜、附合而并进，温中行经，阳气俱生，内外可得，可保康宁，此之谓也。若身热便用附子，切恐转生他证，昏冒不止。可慎！可慎！"（《阴证略例·用附子法》）可见，王好古用附子有严格的应用指征。

三、后世发挥 🦤

王好古六经内外一统论，对后世的影响很深远。清代著名医家柯琴曾明确指出："仲景约法，能治百病，兼赅于六经，而不能逃乎六经之外。"明显地继承了王好古伤寒、杂病六经一统论的学术思想。

将伤寒与杂病皆求于六经分证的内外一统论这一创举，大大拓展了六经分证的诊疗范围，开阔了后世医家的视野。直至近代，绍派伤寒大家俞根初先生明确提出"六经钤百病"的理论。由此可见，王好古此理论对后世医家影响之深远。反观当今之中医，临床实践在当代的科技和医疗理念的催化下，新的诊疗手段和治疗方法层出不穷，但无一例外的是都没有更高层次的理论为支撑，只是停留在个体或更大规模的群体实践层面。没有理论指导的实践是盲目的，上升不到理论层面的实践是难以大面积推广的。面对这样的现状，王好古的精研经典、勤于临证和将临证之心得反观经典的治学方法，也许是一剂良方。

王好古的三焦理论及用药，对稍后的罗天益影响较大，罗天益还补充了上、中、下三焦寒热证候的临床表现。三焦寒热辨证，经易水诸家不断完善，已初具体系。王好古在"三焦热用药大例"中，用清神散、连翘防风汤治疗上焦热，这实是针对肺表有热的论治；用小承气汤、调胃承气汤治疗中焦热，是对胃热腑实的论治；将五苓散、八正散、石韦散用于下焦热，则是针对膀胱湿热的论治。王好古论"三焦寒用药大例"，亦是采取上中下三焦分证的形式，对脏腑有寒进行论治。后世温病学家吴鞠通，在吸取王好古这种以三焦分证的形式对脏腑寒热进行论治理论的基础上，结合自己的临床实践，深刻地体会到温病的发生与发展与三焦所属脏腑的病机变化有密切的关系；而且在温病过程中，这些三焦所属脏腑的传变和治疗有一定的规律；而这些规律可以用三焦进行归纳，从而创立了温病三焦辨证理论，即以肺与心包为上焦，脾与胃为中焦，肝与肾为下焦。在此基础上，又提出了三焦的治疗原则，形成了一整套的温病学三焦辨证治疗方法。三焦辨证与卫气营血辨证相互补充、相辅相成，分别反映了温病病程变化中的纵与横的关系，因而在吴鞠通提出三焦辨证纲领后，可以认为温病学的理论体系已趋于完善，也是温病学走向成熟的表现。

王好古以寒热论三焦，不言标本，亦不言虚实，盖是想与"脏腑标本寒热虚实用药式"有所区别。但不难看出，王好古的三焦分证，仍带有张元素脏腑辨证用药式的痕迹，且三焦分证的内容也略显单薄，但这毕竟是一项独创性的工作，我们不必，也不应该对其求全责备。

综上所述，王好古先后师事于易水学派的开山鼻祖张元素及李杲，可谓深得易水学派医药学理论之精髓。概括其医学成就，主要表现为以下几个方面：其一，继承和发展了易水学派的药性理论，其所著的《汤液本草》对易水学派的药学理论进行了系统的总结和创新，代表了当时本草学研究的最高成就，推动了后世本草学的发展。其二，全面继承张仲景学术思想，开拓性地建立了针对张仲景三阴病的以温补脾肾辨治为主的阴证学说，创造性地提出了六经内外一统论，丰富了《伤寒论》辨治方法。其三，秉承张元素的脏腑辨证理论，将三焦证治从"脏腑标本寒热虚实用药式"的构架中分立出来，创造性地采用"三焦寒三焦热用药大例"的模式，形成了三焦分证的独立体系，对后世温病学发展奠定了理论基础。

王好古

参考文献

［1］盛增秀. 王好古医学全书［M］. 北京：中国中医药出版社，2005.

［2］一帆. 王好古的学术见解及其辨证特点［J］. 福建中医药，1963，（1）：
36-37.

［3］脱脱. 金史·卷64［M］. 北京：中华书局，1975.

［4］脱脱. 宋史·卷64［M］. 北京：中华书局，1977.

［5］张元素著，任应秋点校. 医学启源［M］. 北京：人民卫生出版社，
1978.

［6］费伯雄. 医醇賸义［M］. 南京：江苏科学技术出版社，1982.

［7］韦绪性. 王好古《阴证略例》读后［J］. 河北中医，1985，（1）：6-7.

［8］张从正. 儒门事亲［M］. 上海：上海科学技术出版社，1986.

［9］范行准. 中国医学史略［M］. 北京：中医古籍出版社，1986.

［10］谭素娟.《阴证略例》是研究三阴证之专著［J］. 中医函授通讯，
1987，（2）：12-13.

［11］俞弁. 续医说［M］. 明嘉靖刻本，中国中医科学院馆藏.

［12］沈敏南. 从《阴证略例》看王好古的学术思想［J］. 天津中医药，
1987，（6）：34-35.

［13］张光奇，刘宏伟. 试述王好古论"三焦"［J］. 贵阳中医学院学报，
1988，（2）：11-12.

［14］赵佶著，吴禔注. 宋徽宗圣济经［M］. 北京：人民卫生出版社，
1990.

［15］杨百京.《阴证略例》学术思想浅析［J］. 四川中医，1992，（7）：5-6.

［16］胡丽华. 小议王好古昼夜择时服药方法［J］. 江西中医药，1993，24
（2）：58.

［17］陆汛，黄建军. 王好古对五输穴理论的贡献［J］. 陕西中医，1996，
　　　17（4）：186-187.

［18］车玮，吴云波.《阴证略例》的学术价值［J］. 南京中医药大学学报，
　　　2000，16（6）：371-372.

［19］王玉凤. 论王好古对阴证学说的贡献［J］. 福建中医学院学报，
　　　2002，12（1）：53-54.

［20］邓前. 王好古"配合例"的挖掘整理［J］. 大同医学专科学校学报，
　　　2002，（1）：25-26.

［21］杨志春. 略论王好古的阴证学说［J］. 上海中医药杂志，2003，37
　　　（11）：44-45.

［22］陈国宏. 王好古《汤液本草》学术思想与校勘研究［D］. 河北医科大
　　　学硕士学位论文，2003，2-4.

［23］于虹. 论中药的法象药理［J］. 中华中医药杂志，2005，20（11）：
　　　648-649.

［24］李凯. 王好古《医垒元戎》学术思想研究［D］. 河北医科大学硕士学
　　　位论文，2005，3.

［25］李经纬，张志斌. 中医学思想史［M］. 长沙：湖南教育出版社，
　　　2006.

［26］张年顺. 李杲医学全书［M］. 北京：中国中医药出版社，2006.

［27］李凯，郑丰杰，洪原淑. 浅析王好古对易水学派的贡献［J］. 辽宁中
　　　医药大学学报，2006，8（6）：50-51.

［28］周莅莅. 王好古对针灸学的贡献［J］. 吉林中医药，2006，26（7）：
　　　35-36.

［29］郑丰杰.《医垒元戎》仲景学术思想探讨［J］. 辽宁中医杂志，2006，33（7）：801-802.

［30］邱颂平. 论法象用药［J］. 福建中医学院学报，2007，17（5）：47-49.

［31］李凯，郑丰杰，洪原淑. 王好古三焦分证对温病学的影响［J］. 中华中医药学刊，2007，25（6）：1242-1243.

［32］张瑞. 论易水学派的本草学理论［J］. 中医药文化，2008，（2）：26-28.

［33］张瑞贤，杨华，等. 古代汤剂的文献学研究［J］. 中国中医基础医学杂志，2008，14（10）：794-799.

［34］常富业，张允岭，王永炎.《阴证略例》阴毒阳毒论浅析［J］. 天津中医药，2009，26（1）：33-34.

［35］朱传湘. 药类法象的意义与应用［J］. 中华中医药杂志，2009，24（4）：430-432.

［36］夏晨.《阴证略例》学术特色探析［J］. 中华中医药学刊，2009，27（6）：1170-1171.

［37］李永涛. 王好古《伤寒论》学术思想研究［D］. 山东中医药大学硕士学位论文，2009，17-18.

［38］张轶晖，董尚朴. 王好古遣药制方的创新［J］. 中国民族民间医药，2010，19（14）：184.

［39］贾云芳，董尚朴，侯仙明. 从《此事难知》看王好古对易水学派思想的继承［J］. 河北中医药学报，2011，26（2）：13-14.

［40］金丽. 王好古《阴证略例》版本考证与学术评析［J］. 光明中医，

2012，27（3）：423-425.

［41］傅文录. 王好古辨治"三阴证"学术思想探析［J］. 河南中医，2012，32（4）：426-428.

［42］李文华. 议王好古论治阴证之特点［J］. 中国医药导报，2012，9（26）：108-109.

汉晋唐医家（6名）

张仲景　王叔和　皇甫谧　杨上善　孙思邈　王　冰

宋金元医家（18名）

钱　乙　成无己　许叔微　刘　昉　刘完素　张元素
陈无择　张子和　李东垣　陈自明　严用和　王好古
杨士瀛　罗天益　王　珪　危亦林　朱丹溪　滑　寿

明代医家（25名）

楼　英　戴思恭　王　履　刘　纯　虞　抟　王　纶
汪　机　马　莳　薛　己　万密斋　周慎斋　李时珍
徐春甫　李　梴　龚廷贤　杨继洲　孙一奎　缪希雍
王肯堂　武之望　吴　崑　陈实功　张景岳　吴有性
李中梓

清代医家（46名）

喻　昌　傅　山　汪　昂　张志聪　张　璐　陈士铎
冯兆张　薛　雪　程国彭　李用粹　叶天士　王维德
王清任　柯　琴　尤在泾　徐灵胎　何梦瑶　吴　澄
黄庭镜　黄元御　顾世澄　高士宗　沈金鳌　赵学敏
黄宫绣　郑梅涧　俞根初　陈修园　高秉钧　吴鞠通
林珮琴　章虚谷　邹　澍　王旭高　费伯雄　吴师机
王孟英　石寿棠　陆懋修　马培之　郑钦安　雷　丰
柳宝诒　张聿青　唐容川　周学海

民国医家（7名）

张锡纯　何廉臣　陈伯坛　丁甘仁　曹颖甫　张山雷
恽铁樵